Manfred Neuhold

Kaffee

Alles Gute von der Bohne

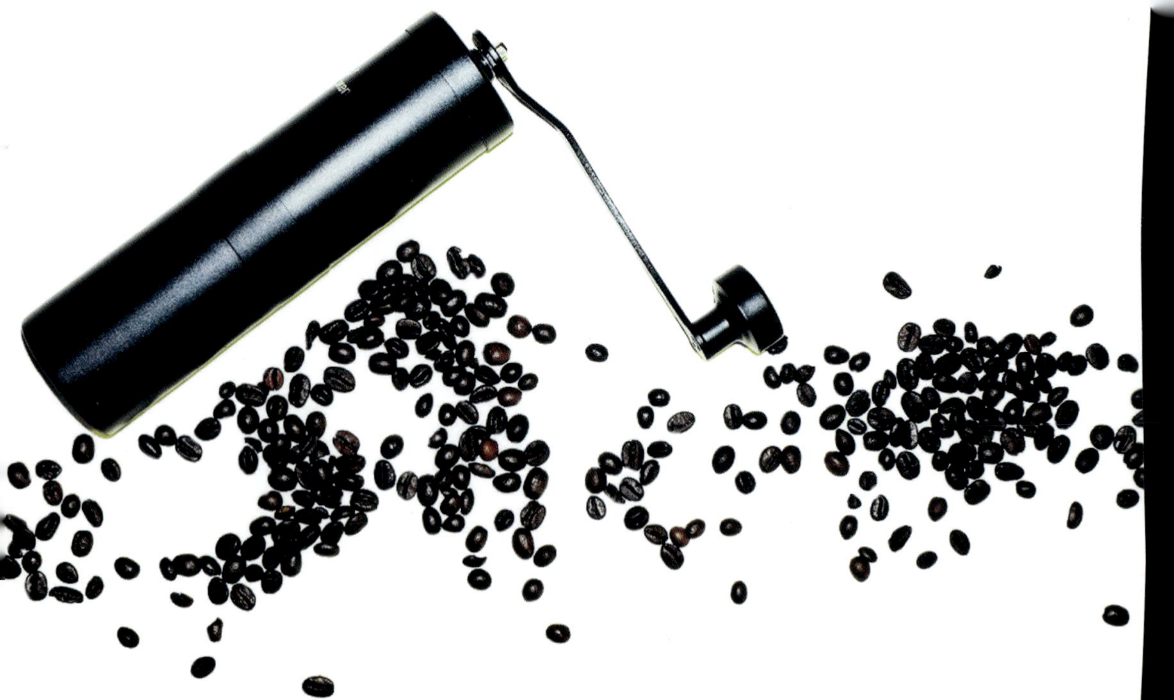

Manfred Neuhold

Kaffee

Alles Gute von der Bohne

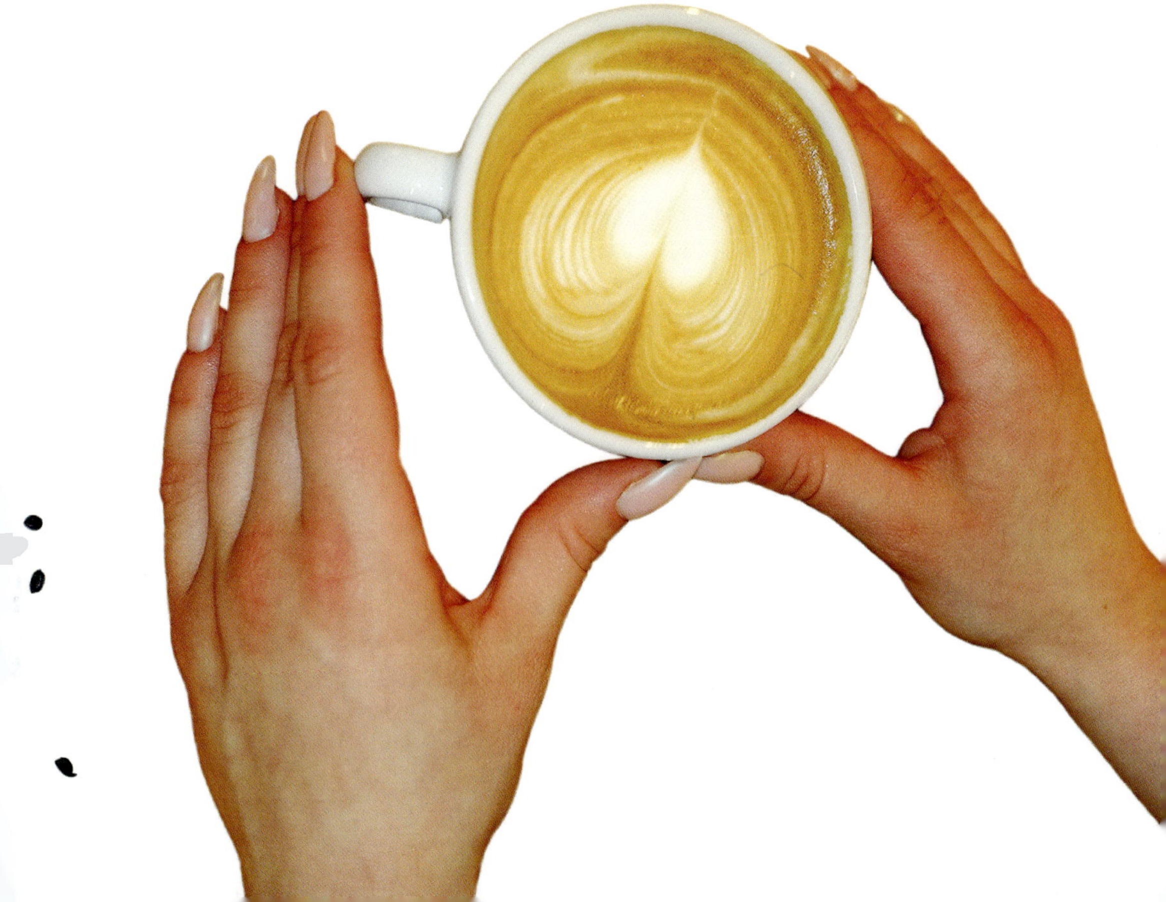

Hinweis:
Kaffee ist ein Genussmittel und keine Arznei. Obwohl er unter vielen Aspekten der Gesundheit zuträglich ist, kann er bei ernsthaften oder länger andauernden physischen oder psychischen Beschwerden die ärztliche Konsultation keinesfalls ersetzen.

Der Autor dankt
• ao. Univ.-Prof. Dipl.-Ing. Dr. Michael Murkovic, Graz, für seine Fotos von den Kaffee-Plantagen in Tansania, Kenia und Java und für viele Informationen rund um den Kaffee;

• den Röstmeistern Lan Rajh und Christoph Klescher von Paul & Bohne, Graz, für den Einblick in den Röstprozess und die Latte Art und die Möglichkeit, das alles zu fotografieren.

Kleine Zeitung GmbH & Co KG
8010 Graz, Gadollaplatz 1

Illustrationen, Grafik und Satz sowie
© aller Einzelelemente: Manfred Neuhold

Fotos: Michael Murkovic, Seite 12, 22, 23, 25 und 28,
alle anderen Fotos vom Autor

Umschlaggestaltung: Styria Media Design GmbH & Co KG
www.styriamediadesign.at, Elisabeth Hanseli

Lektorat: Anneliese Horvath

Herstellung: Druck Styria GmbH & Co KG

Inhalt

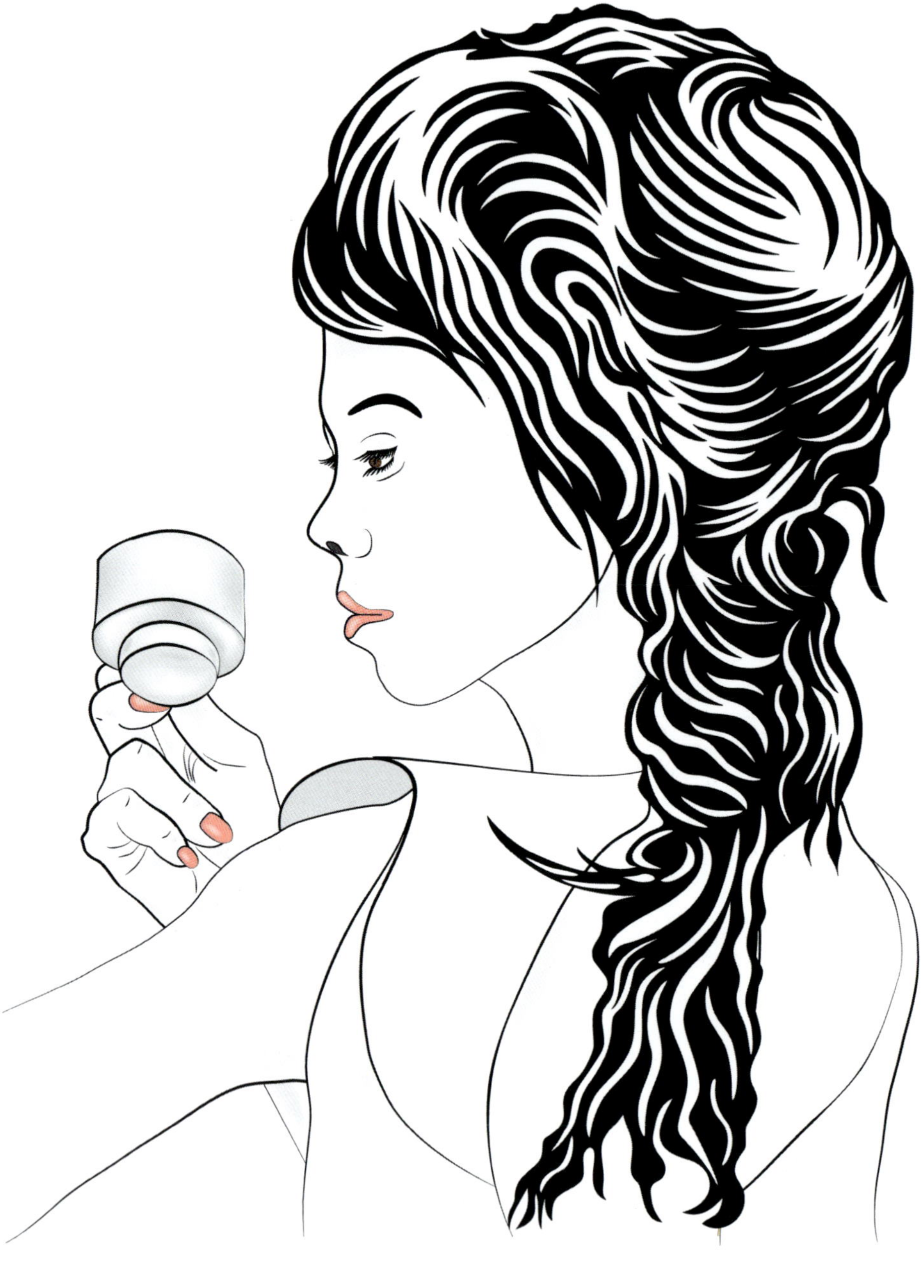

Er begleitet uns seit gut einem Jahrtausend. In dieser Zeit hat er sich für viele unentbehrlich gemacht:

Der Kaffee

Der Legende nach fällt die Entdeckung des Kaffees in das Jahr 850. Woher die Legende diese Jahreszahl hat, weiß man nicht. Eine Legende eben. Und diese Legende erzählt, dass einem Hirten namens Kaldi im Königreich Kaffa, gelegen auf dem äthiopischen Hochland, ein sonderbares Verhalten seiner Ziegen auffiel. An einem bestimmten Weideplatz waren sie viel lebhafter als anderswo. Der Hirte ging dem Rätsel nach und fand auch die Lösung: An diesem Platz wuchsen Sträucher mit prallen roten Kirschen, Kaffeesträucher. Die Ziegen fraßen diese Kirschen und fanden offensichtlich Gefallen an der belebenden Wirkung des Koffeins. Und immer, wenn sie Kaffeekirschen gefressen hatten, gingen sie abends nicht müde zur Ruh, sondern tollten die halbe Nacht putzmunter herum.

Weil der Mensch neugierig ist und gerne experimentiert, wollte der Ziegenhirte dem Geheimnis der Kaffeekirschen auf den Grund gehen. Den Kirschen konnte er allerdings geschmacklich nichts abgewinnen, sie waren ihm zu bitter. Also kam ihm der Gedanke, Fruchtfleisch und Kerne der Kirschen getrennt zu trocknen. Das Fruchtfleisch wurde dadurch nicht besser Aber die Kerne, die Kaffeebohnen, die konnte man am Feuer rösten. Dadurch entsteht neben dem unvergleichlichen Aroma auch eine poröse Konsistenz der Kaffeebohne. Sie lässt sich dann auf einfache Art fein zermahlen. Dieses feine Pulver mit heißem Wasser aufzugießen war dann bloß noch der logische letzte Schritt zum ersten Kaffeegenuss.

Eine Legende, aber sie dürfte sich weitgehend an historischen Gegebenheiten orientieren, denn die Urheimat des Kaffeestrauchs der Sorte Arabica liegt im äthiopischen Hochland. Die Entdeckung seines Nutzens für den menschlichen Genuss dürfte allerdings schon vor dem in der Legende so präzise angegebenen Jahr liegen. Genau lässt sich der Zeitraum, ab dem erstmals Arabica-Bohnen genutzt und die Kaffeesträucher in der Folge auch planmäßig gezogen wurden, nicht bestimmen. Sicher ist jedenfalls, dass schon im 6. Jahrhundert äthiopische Sklavenhändler Kaffee auf die arabische Halbinsel brachten. Erste schriftliche Zeugnisse, welche eine extensive Kultur von Kaffeepflanzen im Jemen belegen, stammen aus dem 12. Jahrhundert. Während der nächsten 300 Jahre wurde das heiße, aromatische, stimulierende und aus den gerösteten Kaffeebohnen gebrühte Getränk unter der Bezeichnung „qawha" bei den Arabern und „cahveh" bei den Türken immer beliebter. Schon vor den Türkenkriegen war der Kaffee in der islamischen Welt eines der beliebtesten Getränke in jenen Schichten der Bevölkerung, die sich diesen genussvollen Luxus leisten konnten.

Ab dem 16. Jahrhundert fand der Kaffee seinen Weg auch in die europäischen Tassen. Es gibt eine Reihe von Legenden aus der Zeit der Türkenkriege, die vom ersten Kontakt der Europäer mit der aromatischen Bohne erzählen. So sollen die von den türkischen Kriegern auf den Balkan und nach Österreich mitgebrachten Säcke mit gerösteten Kaffeebohnen die österreichische Kaffeekultur begründet haben. Auch wenn das nur eine Legende ist und wohl kaum einen Bezug zu historischen Tatsachen hat, zeigt sich darin zumindest eine typisch österreichische Lebensauffassung: Nichts ist so schrecklich, dass man ihm nicht auch einen positiven Aspekt abgewinnen könnte.

In dieser Zeit war Mokka das Zentrum des Kaffeehandels. Es war eine blühende Hafenstadt am Roten Meer, von der aus Schiffe den Rohkaffee in die gesamte islamische Welt, nach Indien und Europa brachten. Heute kennen wir Mokka vor allem als Bezeichnung für eine spezielle Art der Kaffeezubereitung.

Die in Mokka gehandelten Kaffeebohnen stammten aus dem jemenitischen Hochland. Aus den Anbauregionen in durchwegs über 1000 Metern Seehöhe wurden die getrockneten Bohnen von Kamel-Karawanen nach Mokka gebracht und dort auf Schiffe verladen.

Anfang des 17. Jahrhunderts gründeten Holländer und Briten Handelsniederlassungen in Mokka, bald danach auch Franzosen. Der gesamte Handel fand im Ort statt. Den ausländischen Händlern war eine Reise zu den Kaffeeplantagen im Hochland streng verboten. So wollte man verhindern, dass Kaffeepflanzen ausgeführt, in anderen Ländern angebaut und so das Kaffeemonopol Mokkas gefährdet wurde. Auch die Vermehrung von Kaffeesträuchern über Samen wussten die Jemeniten zu verhindern. Sie lieferten ihren Handelspartnern zwar nur rohe, ungeröstete Kaffeebohnen. Diese wurden zuvor aber mit heißem Wasser überbrüht und auf diese Weise keimunfähig gemacht. Die rohen Bohnen, die Samen der Kaffeepflanze, waren damit für die Vermehrung der Sträucher unbrauchbar gemacht.

Die Verbreitung des Kaffeeanbaus über das jemenitische Hochland hinaus erfolgte schließlich nicht durch Händler, sondern durch islamische Pilger aus Indien und Ceylon. Diese brachten von ihren Pilgerfahrten auf die arabische Halbinsel, nach Mekka und Medina, Kaffeepflanzen in ihre Heimat mit.

Von Mokka in die Welt

Bis gegen Mitte des 17. Jahrhunderts war das jemenitische Hochland die einzige Region, in der Kaffee auf Plantagen angebaut wurde. Um 1660 begann man auch auf Ceylon, dem heutigen Sri Lanka, mit dem planmäßigen Kaffeeanbau. Die Samen der Kaffeepflanzen stammten dank der Pilger direkt aus dem Jemen. Die guten Wachstumsbedingungen und die Qualität der Kaffeebohnen, die auf Ceylon geerntet wurden, erregten bald das Interesse der East India Company, einer holländischen Handels- und Schifffahrtsgesellschaft, und so ließ diese in den folgenden Jahrzehnten auch im südwestlichen Indien, auf Java und Sumatra ausgedehnte Kaffeeplantagen anlegen.

Kaffee war zu jener Zeit ein seltenes und sehr wertvolles Gut. So dauerte es nicht lange, bis die Holländer begannen, über ihre Handelsflotte in klimatisch geeigneten Kolonien den Kaffeeanbau zu fördern. Ab Beginn des 18. Jahrhunderts wurde Kaffee in Surinam kultiviert, wenig später in Brasilien, dem heute größten Kaffeeproduzenten der Welt. Erst ein Jahrhundert später wurden die ersten Kaffeeplantagen in Afrika angelegt. Auch wenn der Kaffee ursprünglich aus Afrika stammt, dauerte es doch bis ins 19. Jahrhundert, bis afrikanische Kaffeeplantagen nennenswerte Mengen für den Weltmarkt produzieren konnten.

In Ceylon fand der Kaffeeanbau um 1870 ein jähes Ende. Im Jahr 1869 trat dort erstmals der Kaffee-Blattrost (Hemileia vastatrix) auf, dem die Arabica-Sträucher zum Opfer fielen. Auf Ceylon stieg man in der Folge von der Kaffee- auf die Teeproduktion um. Die anderen asiatischen Anbaugebiete blieben beim Kaffee, wechselten aber von den empfindlichen Arabica- zu den widerstandsfähigeren Robusta-Sträuchern. Arabica wird heute in großem Ausmaß in Südamerika angebaut, Brasilien und Kolumbien sind die Weltmarktführer bei Arabica. Robusta beziehen wir dagegen aus zentralafrikanischen und asiatischen Anbaugebieten, vor allem aus Uganda, Indonesien, Vietnam und Indien. In Afrika gibt es nur in Äthiopien, Uganda, Tansania und Kenia ausgedehnten Arabica-Anbau.

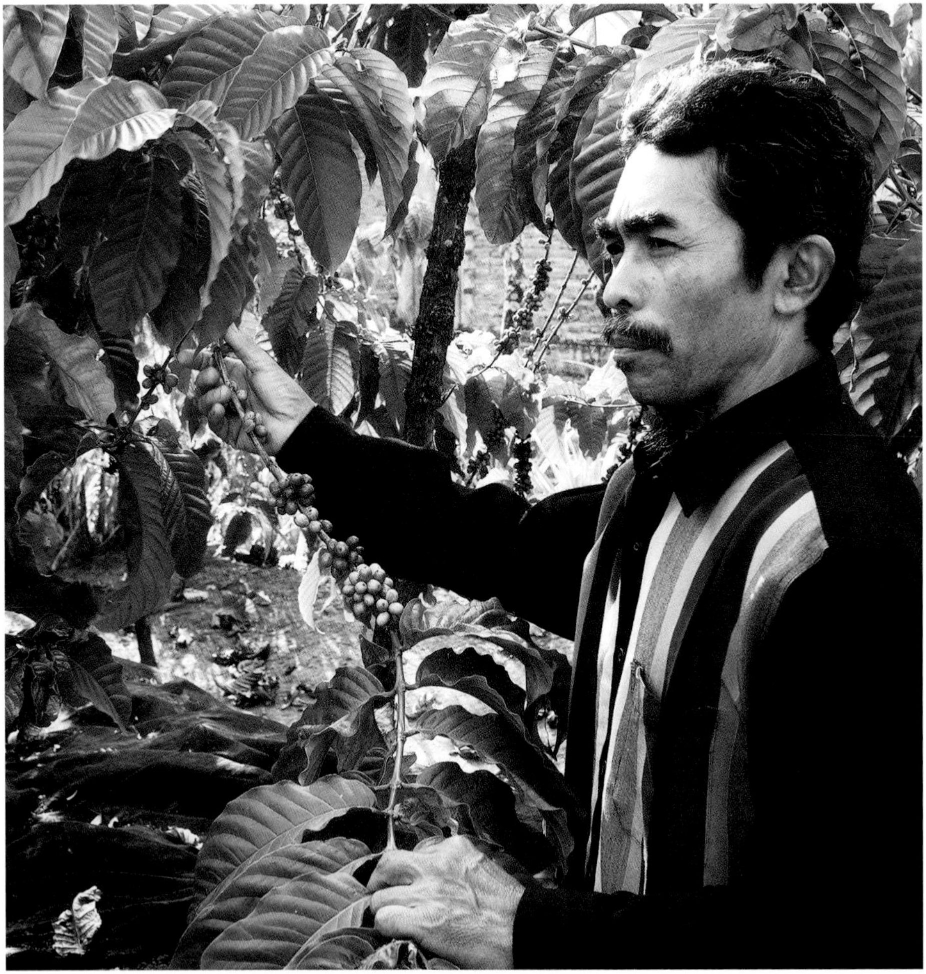

Zwei Bohnen teilen sich die Tassen

Die Botaniker zählen weltweit an die tausend verschiedene Kaffeegewächse. Für unsere Tassen sind allerdings nur zwei davon geeignet: **Arabica** (Coffea arabica) und **Robusta** (Coffea canephora). Nur diese beiden lassen sich auf Plantagen in einem Ausmaß kultivieren, das der immensen weltweiten Nachfrage nach Kaffee entspricht.

Zwei weitere Arten, Liberica (Coffea liberica) und Excelsa (Coffea excelsa), liefern weniger als ein Prozent der weltweiten Kaffeeproduktion und werden vor allem für Spezialitätenmärkte und für den lokalen Bedarf angebaut. Alle diese Kaffeepflanzen stammen aus dem tropischen oder subtropischen Afrika. Viele Formen der wildwachsenden Coffea canephora findet man in den äquatorialen Tieflandwäldern von Guinea bis Uganda. Der Arabica-Strauch wächst natürlicherweise nur in den Bergwäldern des äthiopischen Hochlands.

Wie schon der Name Robusta vermuten lässt, ist diese Kaffeesorte etwas robuster als die Arabica. Die Robusta-Pflanze kommt eigentlich überall zurecht: im Tiefland und in hohen Lagen, bei höheren und tieferen Temperaturen, und auch gegen Schädlinge und Pilzbefall ist sie besser gewappnet als die Arabica. Der Arabica-Strauch ist auf höhere Lagen, idealerweise zwischen 1000 und 2000 Metern Seehöhe, angewiesen. Er darf es nicht zu warm und auch nicht zu feucht haben. Und wie bei den Kaffeeplantagen auf Ceylon zu sehen war, ist der Rostpilz Hemileia vastatrix ein Todfeind der Arabica-Pflanze. Er kann ganze Ernten vernichten, und auch seine Bekämpfung ist nur in höheren Lagen und bei mäßigen Temperaturen möglich. Zu kalt darf es allerdings auch dort nicht werden, denn Kaffeepflanzen sind generell sehr frostempfindlich.

Nun stellt sich natürlich die Frage, warum etwa zwei Drittel des Weltmarkts vom Arabica-Kaffee beherrscht werden, wenn er auf einer derart empfindlichen Pflanze wächst und zudem noch einen geringeren Koffeingehalt als Robusta aufweist? Die Antwort ist eindeutig: Gerade der geringere Koffeingehalt, die milde Geschmacksnote und das etwas feinere Aroma machen den Arabica-Kaffee so begehrt. Allerdings ist die rohe Bohne nur das Ausgangsprodukt. Es hängt sehr wesentlich von der Röstung und der Art der Zubereitung ab, wie der Kaffee in unserer Tasse schließlich schmeckt. Häufig werden auch Mischungen von Arabica und Robusta angeboten. Das ist immer dann der Fall, wenn nicht „100 % Arabica" auf der Packung steht.

Bei fast allen Mischungen besteht der größere Anteil aus Arabica-Bohnen, weil sie in der Regel den besseren Geschmack haben. Speziell bei Espresso-Mischungen sorgen aber die Robusta-Bohnen für eine schöne Crema. Ein Espresso nur aus Arabica-Bohnen kann hinsichtlich der Crema nicht mit Robusta mithalten. Andererseits sollte der Robusta-Anteil auch nicht zu hoch sein. Die Robusta-Bohnen enthalten bis zu dreimal so viel Koffein wie Arabica-Bohnen. Ein Zuviel an Robusta kann den Espresso mit der unvergleichlichen Crema zum Blutdruck-Turbo machen. Wer in dieser Hinsicht vorsichtig sein muss, kann sich mit entkoffeiniertem Robusta-Kaffee behelfen. So bekommt man die schöne Crema ohne Übermaß an Koffein.

Vom puren Luxus zum Alltagsgenuss

Egal ob Arabica oder Robusta, bis in die Mitte des 19. Jahrhunderts war Kaffee purer Luxus. Er war das Lifestyle-Getränk des Adels und des aufstrebenden städtischen Bürgertums. Erst die Massenproduktion vor allem auf den Plantagen in Südamerika machte den Kaffee für breitere Bevölkerungsschichten leistbar. Durch das Aufkommen der Dampfschiffe wurde der Kaffeehandel einfacher und kostengünstiger, auch führte die Industrialisierung in Europa zu einem relativen Wohlstand der Arbeiterschicht. So konnte sich auch eine einfache Arbeiterfamilie an besonderen Festtagen den Kaffeegenuss leisten.

Wie bei manchen anderen unerschwinglichen Genüssen fand aber die Kreativität der weniger begüterten Menschen einen Weg zu einem akzeptablen Ersatzprodukt. Wie man die einst unbezahlbaren Kapern durch selbst gemachte aus den Blütenköpfen der Gänseblümchen oder aus unreifen grünen Holunderbeeren täuschend echt zu ersetzen wusste, fand man auch eine Möglichkeit, die Kaffeebohnen durch geröstete Stücke von Zichorienwurzeln zu ersetzen. Sie wurden wie Kaffeebohnen gemahlen und wie Kaffee aufgebrüht. Man erhielt so ein heißes Getränk, das zumindest in der Farbe mit Kaffee identisch war, wenn auch nicht im Geschmack, aber doch mit einem ausgeprägten Röstaroma. Jedenfalls wurde dieses Getränk so beliebt, dass es in weiten Kreisen der Bevölkerung zum Standard-Frühstücksgetränk wurde – oft mit eingebröckeltem Brot als „Brotsuppe".

Eine zweite Blütezeit erlebte dieser Kaffeeersatz in der Notzeit nach dem Zweiten Weltkrieg. Während aber die Zichorien- und manchmal auch Löwenzahnwurzeln vom Selbstversorgerhaushalt genutzt wurden, erzeugte die Lebensmittelindustrie den

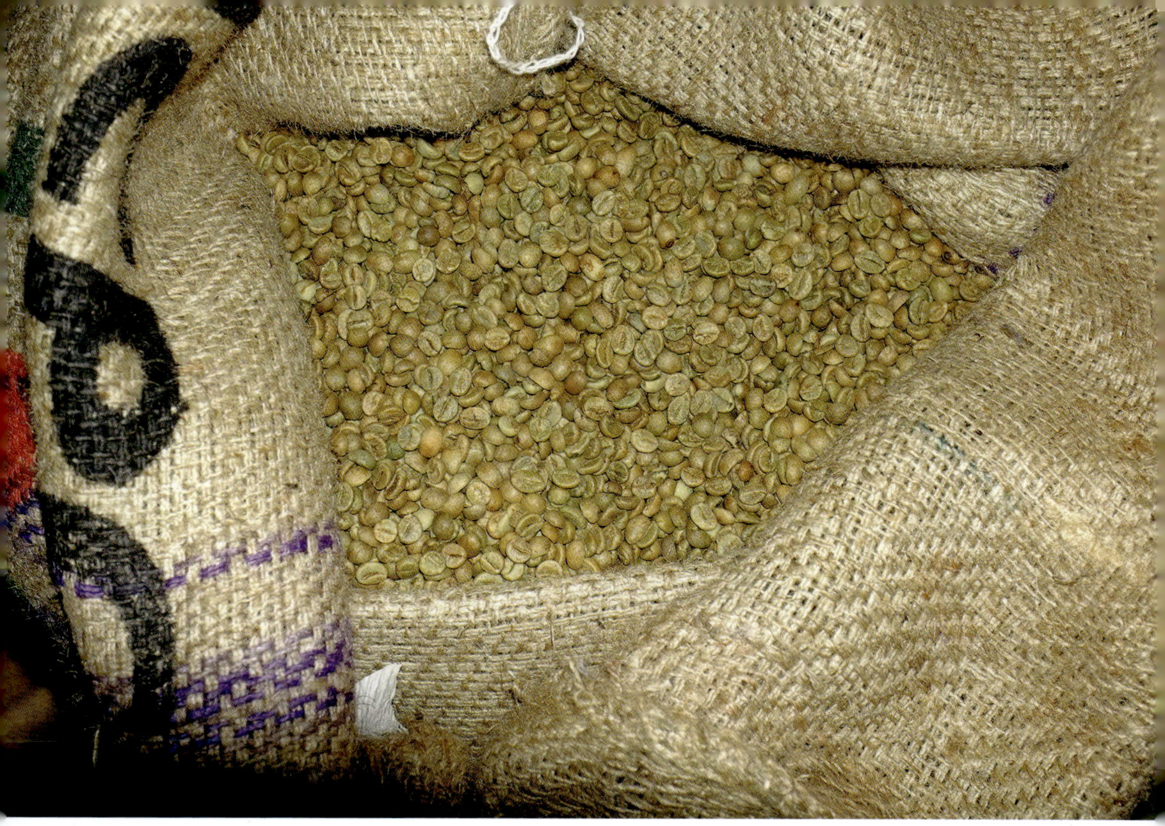

Ersatzkaffee vorwiegend aus Gerstenmalz. Dieser Malzkaffee wurde in Deutschland unter der Bezeichnung „Muckefuck“ bekannt. Das ist eine Verballhornung des französischen „mocca faux“, also „falscher Mokka“. Bis gegen Ende der Sechzigerjahre des vorigen Jahrhunderts erfüllte der billige Malzkaffee häufig die Funktion eines Alltagskaffees. Er ist auch heute noch erhältlich, oft als Malz-Zichorien-Mischung, auch wenn sich von vielen einstmals bekannten Marken nur wenige auf dem Markt halten konnten. Heute geht es um den speziellen molligen Geschmack des Malzkaffees, der Preisunterschied zum „echten Bohnenkaffee“ spielt kaum noch eine Rolle. Wer Kaffee will, bekommt Kaffee und kann ihn sich auch leisten, und wer ein Malzgetränk will, kann es auch haben.

Das Angebot an Kaffee – und jetzt ist wieder ausschließlich von der Bohne die Rede – ist groß und vielfältig. In den letzten Jahrzehnten haben sich auch die Zubereitungsarten vervielfältigt: Kaffeetopf, Kaffeefilter, Mokkakanne und Stempelkanne („French Press“) wurden ergänzt durch Espressomaschinen, Kaffeevollautomaten und Kapselmaschinen. So kann sich jede und jeder seinen Lieblingskaffee rasch und einfach zubereiten und ein Häferl, eine Tasse oder ein Glas davon genießen, wann immer es einen danach gelüstet.

Eine Institution: das Kaffeehaus

Der Genuss von Kaffee, wann und wo immer man will, ist die eine Sache. Aber Kaffeegenuss ist auch mit einer sozialen Komponente verbunden. „Gehen wir auf einen Kaffee“ ist eine Einladung, der sich kaum jemand entziehen kann und will. Das Kaffeehaus kommt unterschiedlichen Grundbedürfnissen gleichermaßen entgegen. Es ist Begegnungsstätte und bietet als solche den Rahmen für angeregtes Geplauder wie für tiefsinnige Gespräche. Es ist aber auch ein Ort der Kontemplation, wo man zur Ruhe kommen und zu sich selbst finden kann. Und für manche ist das Kaffeehaus eine Art Zweitwohnung. Man weiß von Dichtern und Künstlern, die als Postadresse jene ihres Kaffeehauses angegeben haben.

Auch wenn das Kaffeehaus einen Eckpfeiler der österreichischen Kultur darstellt, gab es das erste Kaffeehaus entgegen einer verbreiteten Meinung nicht in Wien. Nach den Anfängen der Kolonialisierung im 16. Jahrhundert fiel das Kaffeemonopol der arabischen Anbaugebiete. Im Zuge des Kolonialwarenhandels kamen auch zunehmende Mengen von Kaffeesäcken in den großen europäischen Hafenstädten wie London, Amsterdam, Hamburg und Venedig an. Dort wurde der Kaffee rasch zu einem begehrten Getränk der weltgewandten und begüterten Handelsherren und ihrer Damen.

Das erste europäische Kaffeehaus wurde schließlich 1647 in Venedig eröffnet und von Anfang an zu einer Begegnungsstätte mit einem besonderen Flair. 1650 folgte das erste Kaffeehaus in der englischen Universitätsstadt Oxford, 1652 in London, 1673 in Bremen, 1677 in Hamburg und erst 1685 in Wien. Außerhalb des christlichen Abendlandes reicht die Kaffeehauskultur noch weiter zurück. Schon 1554 gab es einen öffentlichen Kaffeesieder mit Räumlichkeiten für die Konsumation – also ein Kaffeehaus – in Istanbul. 1580 ist eine ähnliche Institution in Budapest nachgewiesen, das zu dieser Zeit unter türkischer Herrschaft stand.

Jedenfalls: Dass Georg Franz Koltschitzky nach dem Ende der zweiten Türkenbelagerung Wiens im Jahr 1683 auf der Basis der von den geflüchteten Türken zurückgelassenen Kaffeesäcke das erste Wiener Kaffeehaus gegründet haben soll, ist nachgewiesenermaßen eine Legende. Tatsächlich erhielt am 17. Jänner 1685 der

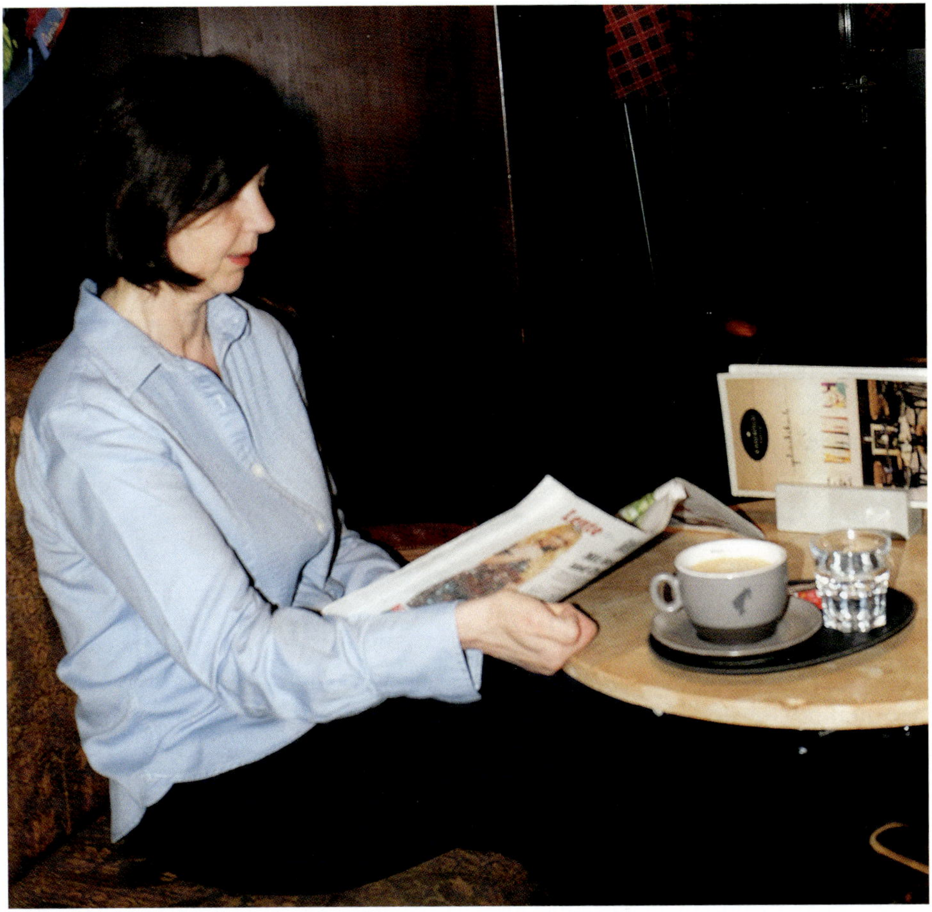

Armenier Johannes Diodato das erste Privileg zum öffentlichen Ausschank von Kaffee. Es waren auch vorwiegend die armenischen Kaufleute, die für eine rasche Einbürgerung des Kaffees in Wien und bald darauf auch in den anderen Städten der Monarchie sorgten.

Schon im 18. Jahrhundert gehörten die Kaffeehäuser zu den Sehenswürdigkeiten Wiens. Im Gegensatz zu den anderen öffentlichen Lokalen wie Wirtshäusern, Schenken, Branntweinstuben und ähnlichen finsteren, komfortlosen Stätten glänzten die Kaffeehäuser von Anfang an mit einer noblen Ausstattung. Es gab Billardtische, beim Eingang die legendäre Sitzkassiererin und bald auch Zeitungen aus aller Welt

– einfach alles, was man mit Luxus gleichsetzte. 1788 begann im Café Bellevue des Martin Wiegand die Ära der Kaffeehauskonzerte. Johann Strauß und Josef Lanner spielten oft in Kaffeehäusern. Das Kaffeehaus wurde zu einem Mittelpunkt des kulturellen und künstlerischen Lebens, aber auch der Politik. Letztere verschwand im Vormärz durch die ständige Bespitzelung durch die Metternichsche Polizei, aber das Kaffeehaus als Stätte des gehobenen Vergnügens, der Literatur und der Bildung überstand diese Zeit.

Bis Mitte des 19. Jahrhunderts war das Kaffeehaus vor allem ein Treffpunkt von Herrenrunden. Spiel- und Rauchsalons, Billard und Zeitungslektüre sorgten für Kurzweil. Erst später findet man auch Damen in den Cafés, es gab sogar eigene Damencafés oder zumindest Damensalons in den Kaffeehäusern, die den Rahmen für die „Kaffeekränzchen" boten. Um noch mehr der bürgerlichen Wohnwelt zu entsprechen, wurde die Ausstattung der Cafès immer feiner. Ab 1850 erzeugte die Firma Thonet den berühmt gewordenen Kaffeehaus-Stuhl, der an kleinen Marmortischen stand. In den letzten Jahren der Monarchie und in der Zwischenkriegszeit war das Kaffeehaus ein gesellschaftlicher Treff- und Mittelpunkt der Literaten, Künstler und Intellektuellen, durchaus vergleichbar mit den englischen Klubs.

Nach dem Zweiten Weltkrieg setzte eine Entwicklung ein, die zwar nicht die Institution Kaffeehaus, aber den Inhalt der Kaffeetassen revolutionierte. Sobald wieder ausreichend Kaffeebohnen verfügbar waren, tauchten in den Cafés die ersten Espresso-Maschinen auf. So wurde der „Kleine Schwarze" meist vom Mokka zum Espresso und auch andere Arten von Kaffee wurden der Zubereitung mittels Espresso-Maschine angepasst. Heute ist der Espresso, in welcher Art auch immer – Verlängerter, Großer und Kleiner Brauner oder Schwarzer, Melange, Cappuccino –, der Standard im österreichischen Café.

Schließlich passte sich auch das Kaffeehaus selbst den Bedürfnissen der Zeit an, auch wenn „die Wiener Kaffeehauskultur als typische gesellschaftliche Praxis" seit 10. November 2011 offiziell in die Liste des immateriellen Kulturerbes der UNESCO aufgenommen ist. Kaffee und Café sind für viele ein wichtiger Bestandteil des Alltags, und die vom Kaffee geförderte Kreativität macht sich auch im individuellen Angebot der Cafés bemerkbar. Neben den Cafés, Kaffeehäusern und Café-Konditoreien gibt es Kaffee-Bars, Coffee-Lounges und Spezialitäten-Cafés. Letztere rösten ihren Kaffee meist selbst und zaubern dadurch nicht nur einen individuellen Kaffeegenuss in Tasse oder Glas, sondern schaffen auch Bewusstsein für die Komplexität der Zubereitung von wirklich gutem Kaffee. Sie setzen Trends und machen deutlich, dass Kaffee nicht gleich Kaffee ist. So gibt es Cold-Brew- und Cold-Drip-Coffee, Green Coffee aus der ungerösteten Bohne, Bullet Proof- oder Micro-Lot-Coffees – von der schier unüberschaubaren Vielfalt an Kaffee-Mixgetränken gar nicht erst zu reden. So ist Kaffee zwar Teil des Alltags, kann aber trotzdem immer wieder neu und aufregend sein.

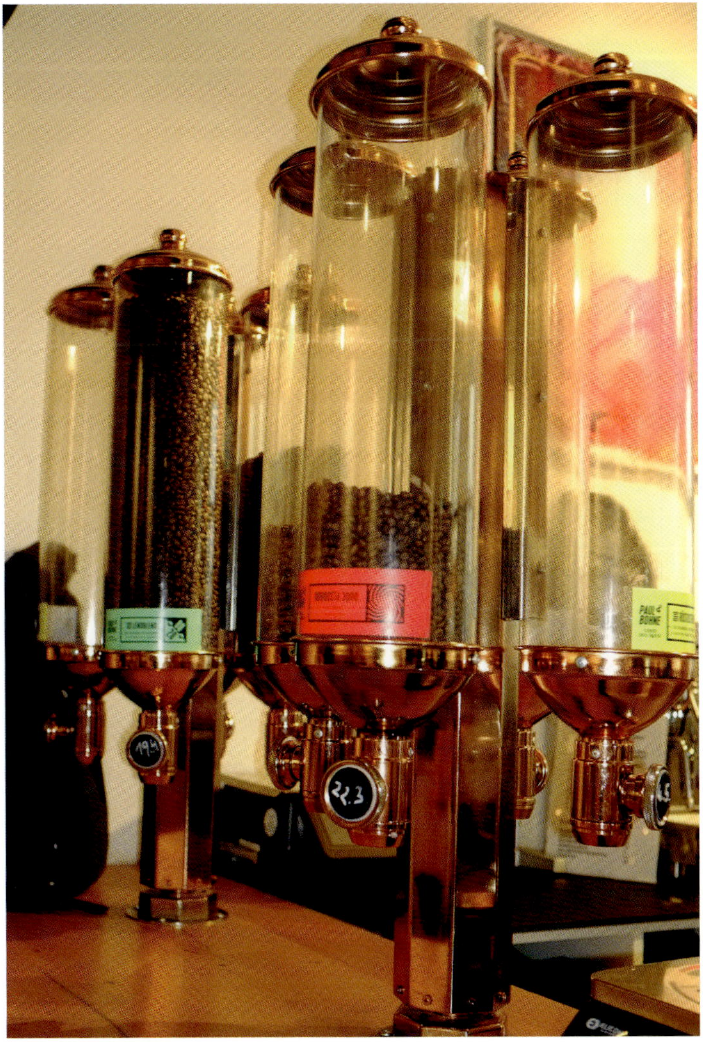

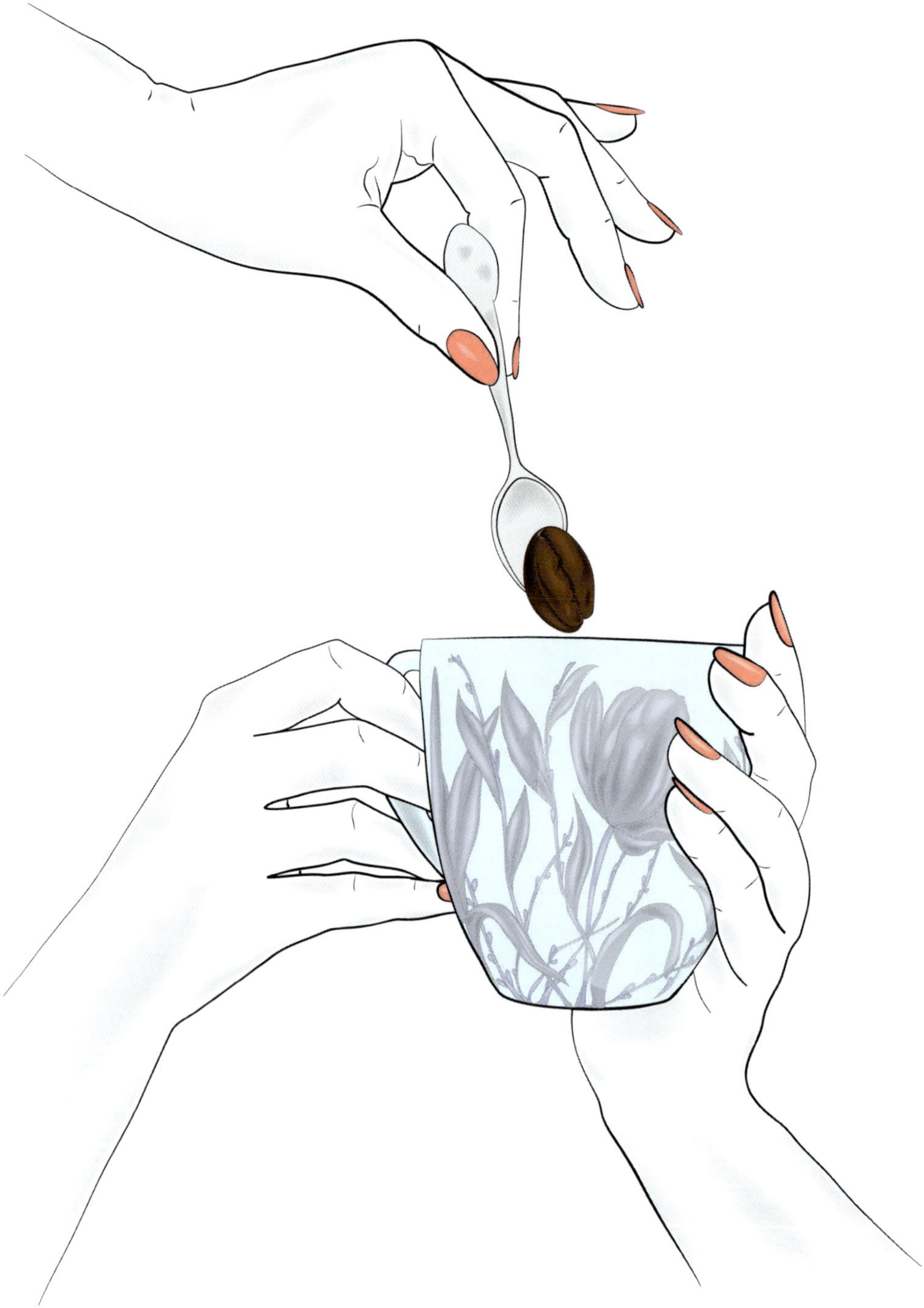

Kaffee kommt als Geschenk der Natur zum Menschen.
Dieser macht daraus ein Genussprodukt.

Von der Kirsche zur Bohne

Was uns in der Tasse mit Aroma und Geschmack betört, beginnt mit einer feinen grünen Spitze, die sich ihren Weg aus der Erde in das tropische Sonnenlicht bahnt. Der Kaffeestrauch wird aus Samen gezogen. Er zählt zur Familie der Rötegewächse, zu denen zum Beispiel auch der in Europa verbreitete Waldmeister gehört. Die Wissenschaft entdeckt immer wieder neue Arten. Niemand weiß genau, wie viele Arten der Gattung Coffea existieren. Aktuell sind 124 Arten klassifiziert, vor 20 Jahren waren es nur halb so viele. Aber das ist eine Sache, die nur Biologen betrifft. Für den großflächigen kommerziellen Anbau werden nur zwei Arten genutzt: Arabica und Robusta. Deren Bezeichnungen sind allerdings eine Vereinfachung, weil es auch innerhalb der Arten Arabica und Robusta verschiedene Sorten gibt, selbst Kreuzungen zwischen den beiden Arten. Auch gibt es wie bei allen Nutzpflanzen oft Neuzüchtungen, die bestimmte Eigenschaften der Pflanze verändern oder an spezielle Standortbedingungen anpassen.

Aussehen und im Endeffekt Aroma und Geschmack von Kaffeebohnen werden von Faktoren wie Bodenbeschaffenheit, Sonne, Niederschlägen und Wind beeinflusst. Viele Sorten sind genetisch ähnlich, werden aber regional völlig unterschiedlich bezeichnet. Das macht es manchmal gar nicht einfach, eine bestimmte Sorte eindeutig einer der Hauptarten Arabica oder Robusta zuzuordnen.

Die Samen für neue Kaffeesträucher werden aus den reifen Kirschen starker und völlig gesunder Sträucher gewonnen. Kirschhaut und Fruchtfleisch werden entfernt, die Pergamenthaut direkt über dem Samen aber belassen. Dann werden die Samen zum Keimen in Keimbeete gesetzt. Nach etwa drei Monaten bildet der Keimling das erste Keimblatt und die Ansätze einer Pfahlwurzel aus. Im Verlauf der nächsten Monate folgen weitere Blätter und die Pfahlwurzel wird zunehmend kräftiger. Nach etwa neun Monaten hat der junge Kaffeestrauch 12 bis 16 Blätter und eine gut ausge-

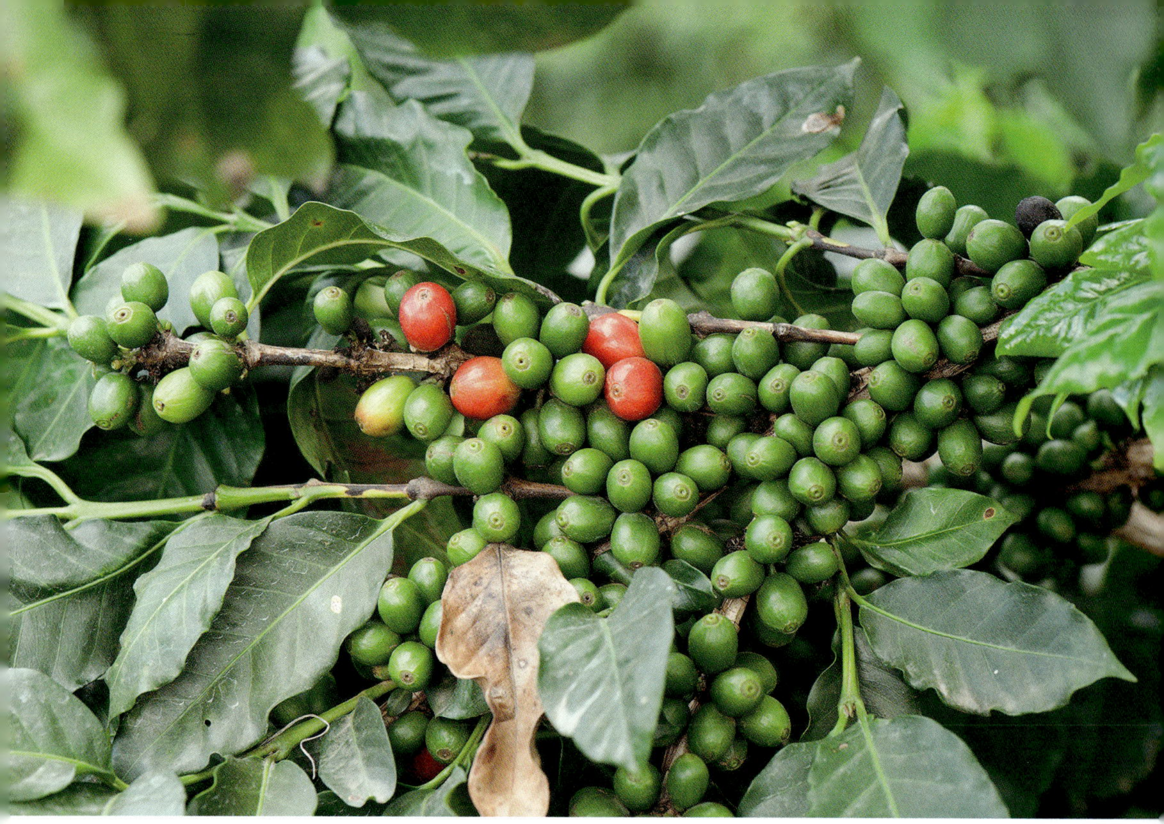

bildete Pfahlwurzel. Nun wird er mitsamt der Erde, welche die Pfahlwurzel umgibt, in die Plantage ausgepflanzt. Es braucht drei bis fünf Jahre ungestörten Wachstums und guter Pflege, bis der Kaffeestrauch zum ersten Mal blüht und in der Folge Früchte trägt.

Die Zeit zwischen der Blüte und der Vollreife der Kaffeekirschen ist von der Sorte und den Standortbedingungen abhängig. Sie beträgt in der Regel sechs bis acht Monate, bei manchen Sorten auch etwas länger. Die Blüten sitzen in Büscheln an den Verzweigungen der Äste. Aus ihnen entwickeln sich die Trauben der Kaffeekirschen. Bis zur Reife ändern sie ihre Farbe von dunklem Grün zu sattem Rot. Die besten und qualitativ hochwertigsten Kirschen wachsen im Schatten oder unter einer zumindest zeitweisen Wolkendecke. Nahe dem Äquator sind ideale Bedingungen nur in größeren Höhen gegeben. Die Kaffeekirschen erreichen in der Vollreife einen Durchmesser von 12 bis 15 Millimetern. Nach der Vollreife trocknen sie aus, verlieren ihre rote Farbe, werden dunkelbraun und verschrumpeln auf einen Durchmesser von knapp einem Zentimeter.

Ernte und Aufbereitung

Die Ernte beginnt, sobald der überwiegende Teil der Kaffeekirschen die Vollreife erreicht hat. Sie kann in Handarbeit oder mit Erntemaschinen erfolgen. Bei der Ernte von Hand gibt es zwei Möglichkeiten. Entweder man streift alle Kaffeekirschen in einem Durchgang ab und nimmt dabei in Kauf, auch noch nicht vollreife zu ernten, oder man pflückt die vollreifen Kaffeekirschen und lässt die übrigen noch am Strauch nachreifen. Das erfordert natürlich mehrere Durchgänge.

Heute werden vor allem in großen Plantagen zum überwiegenden Teil mechanische Erntehilfen genutzt und die Ernte in einem Durchgang eingebracht. Die neuesten Erntemaschinen mit Prozessortechnik können zwischen vollreifen und unreifen Kaffeekirschen unterscheiden und ernten nur erstere. So sind zwei bis vier Durchgänge nötig, aber die Qualität der Ernte wiegt den Mehraufwand auf. Diese selektive Ernte war früher nur durch das einzelne Pflücken der Kirschen mit der Hand möglich.

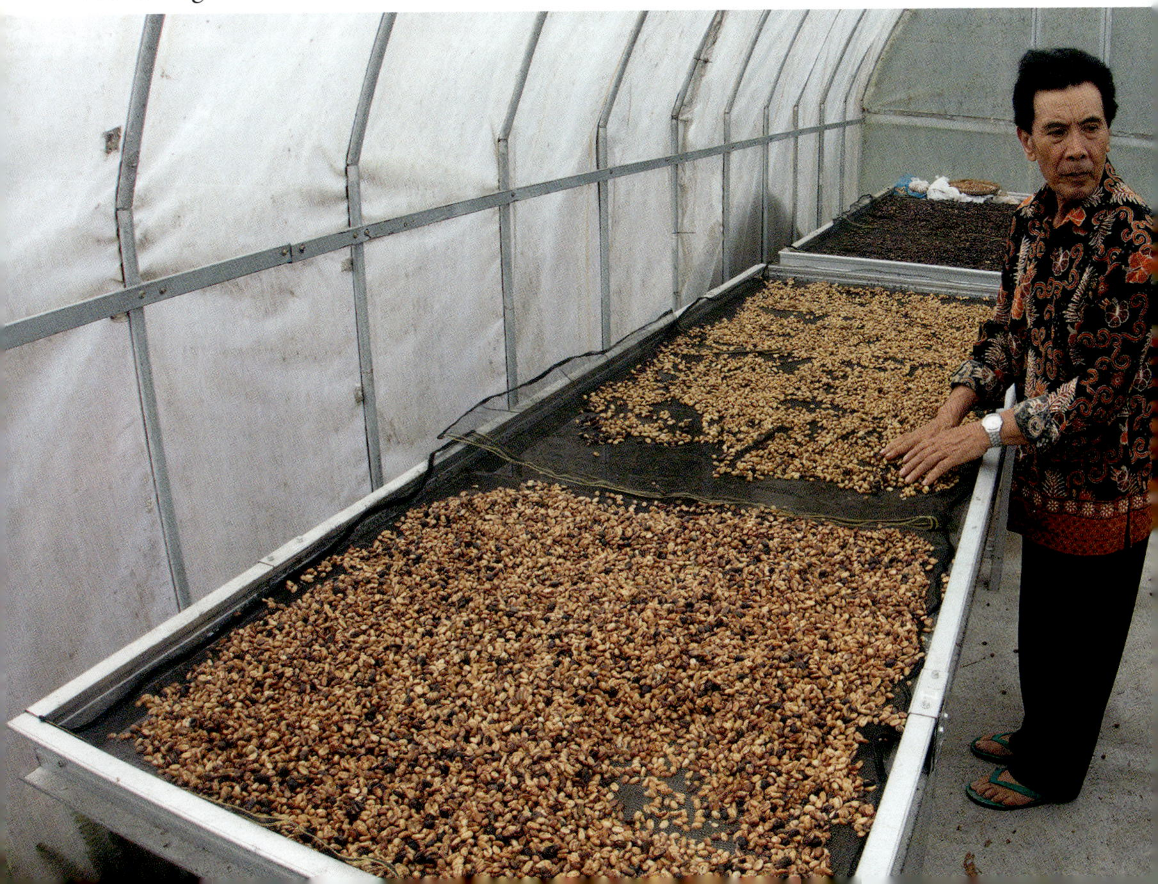

Die Erntemaschinen befüllen Traktoranhänger mit der Kirschenernte. Die vollen Anhänger werden zu den Trockenanlagen gebracht. Das Trocknen der Kaffeeernte ist ein weiterer Schritt, der darüber entscheidet, welche Qualität der Kaffee in unseren Tassen hat.

Der Bedeutung entsprechend gibt es mehrere Verfahren zur Trocknung und Aufbereitung der Kaffeekirschen. In Gegenden mit trockenem und heißem Klima findet man auch heute noch die älteste und natürlichste Methode, die **trockene Aufbereitung**. Die international gebräuchliche Bezeichnung ist „Patio drying". Man findet sie oft auf Packungen mit Bio-Kaffee, auch wenn sie nicht direkt etwas mit „Bio" zu tun hat. Es ist eher ein Hinweis auf kleinbäuerlichen Kaffeeanbau.

Die Kaffeekirschen werden flach auf großen Flächen auf dem asphaltierten oder betonierten Boden oder in Folienhallen auf langen Tischen mit Holzplatten aufgeschüttet und unter häufigem Wenden mittels spezieller Rechen in Sonnenlicht und Luft getrocknet. Dieses Verfahren hat den Vorteil, dass Kaffeekirschen, die zu verschiedenen Zeitpunkten geerntet wurden, in Gruppen gleichen Feuchtigkeitsgehalts separat getrocknet werden können. So erreicht man eine gleichmäßige Trocknung der Ernte. Außerdem ist dieses Verfahren kostengünstig und umweltfreundlich, weil die Hitze der Sonne kostenlos zur Verfügung steht und auch nicht mit Gas oder Strom gespeist werden muss. Ist die Trocknung abgeschlossen, werden die Kaffeebohnen durch ein maschinelles Verfahren vom Rest der Kaffeekirschen getrennt.

Bei der **nassen Aufbereitung** werden die Kaffeebohnen zunächst in einem maschinellen Arbeitsgang grob vom Fruchtfleisch und der Schale der Kaffeekirschen getrennt. Meist werden die Kaffeekirschen zuvor in wassergefüllten Behältern aufgeweicht, um die Entfernung von Schale und Fruchtfleisch zu erleichtern. Nach diesem Schritt sind die Kaffeebohnen nur noch von geringen Fruchtfleischresten und einer Schleimschicht behaftet. Diese werden gelöst, indem die Bohnen in Gärtanks einem kontrollierten Fermentationsprozess unterzogen werden. Die gelösten Reste von Fruchtfleisch und Schleimschicht werden dann mit viel Wasser – etwa 100 Liter je Kilogramm Rohkaffee – abgespült und die Kaffeebohnen in beheizten Trommeln getrocknet.

Eine Kombination der trockenen und nassen Aufbereitung stellt die **halbtrockene Methode** dar. Zuerst werden Schale und der größte Teil des Fruchtfleischs maschinell entfernt. Die mit Fruchtfleischresten und der Schleimschicht behafteten

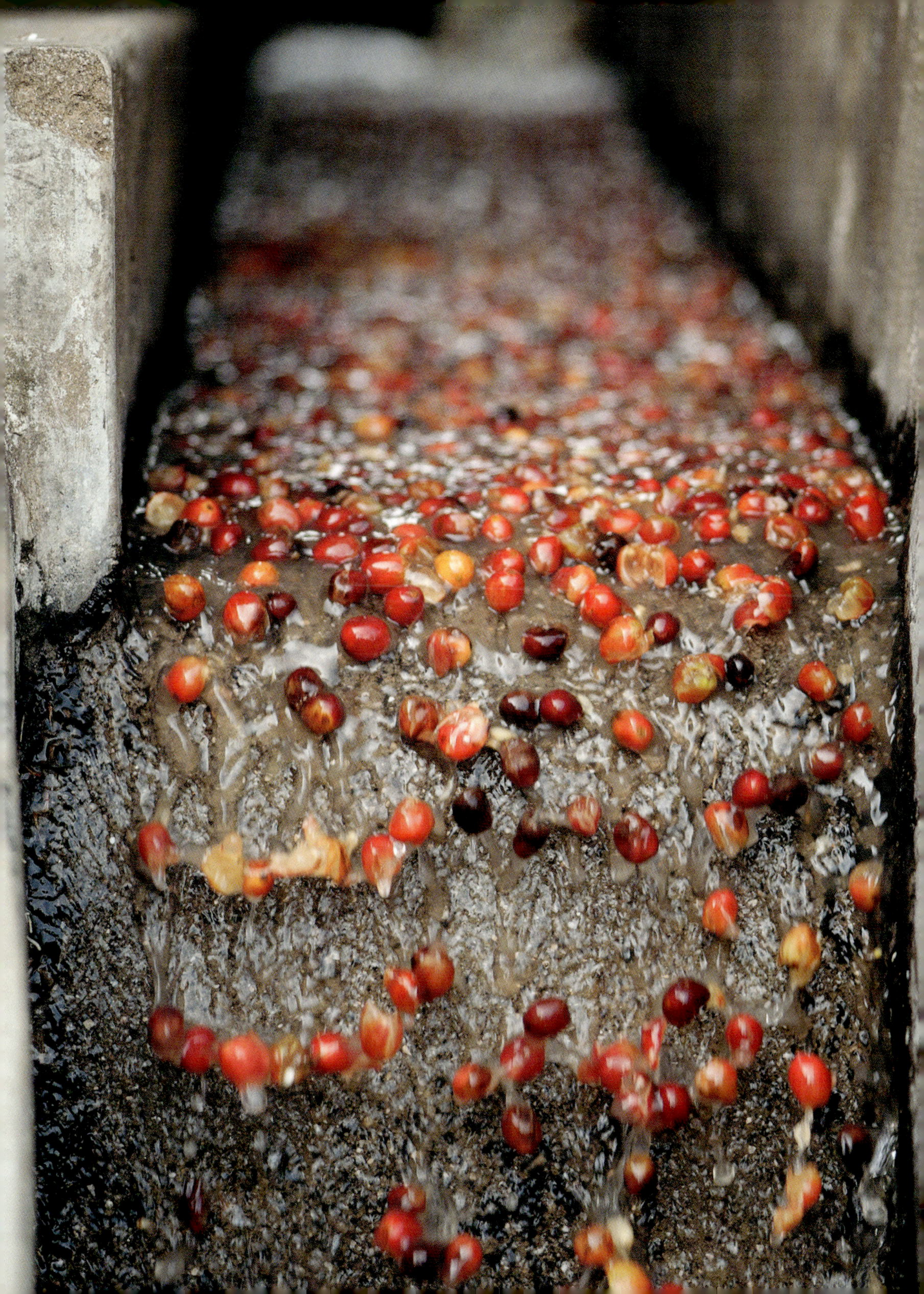

Bohnen kommen dann aber nicht zur Fermentation in die Gärtanks, sondern werden wie bei der trockenen Aufbereitung in der Sonne getrocknet. Danach werden die noch anhaftenden Fruchtfleischreste mit Maschinen entfernt.

Eine besondere Aufbereitungsart soll noch erwähnt werden, auch wenn deren wirtschaftliche Bedeutung kaum ins Gewicht fällt und eher eine Kuriosität darstellt: jene durch den Darm einer Schleichkatzenart, den Fleckenmusang. Er frisst die Kaffeekirschen, kann aber die Bohnen nicht verdauen und scheidet sie wieder aus. Der gesamte Vorgang der Aufbereitung erfolgt somit im Darm des Tieres. Früher wurden die ausgeschiedenen Kaffeebohnen von Hand eingesammelt und dann gereinigt und in der Sonne getrocknet. Heute werden die Schleichkatzen in Käfigen gehalten, vergleichbar mit den mittlerweile aus gutem Grund verbotenen Hühnerbatterien, und ausschließlich mit Kaffeekirschen gefüttert. Von einer artgerechten Tierhaltung kann also nicht die Rede sein. Das Produkt, der mit Abstand teuerste Kaffee, nennt sich „Kopi Luwak".

Generell bleiben die natürlichen Aromen der Kaffeebohnen bei der nassen Aufbereitung am besten erhalten. Trotzdem lässt sich nicht sagen, dass das die beste Methode ist. Es hängt von verschiedenen Gegebenheiten in den Anbaugebieten ab, welche Methode am sinnvollsten und zweckmäßigsten ist. Auch die Struktur der Anbaugebiete spielt eine Rolle. Manche Anbaugebiete sind im Besitz einer Vielzahl kleiner Kaffeebauern. Sie können ihre Ernte selbst aufbereiten und den Rohkaffee zu den Sammelstellen der Großhändler liefern. In diesem Fall wird eine Aufbereitungsmethode mit geringstmöglichem Maschineneinsatz angewandt, weil Maschinen teuer sind und der einzelne Bauer sie sich gar nicht leisten kann. Maschinen sind meist im Besitz einer Kooperative. Oft liefern die Bauern auch die Ernte an Sammelstellen der Kooperative, wo die Kaffeekirschen dann aufbereitet werden.

Bei großen Kaffeeplantagen werden alle Arbeitsgänge so weit wie möglich mechanisiert und automatisiert. So spart man bei einem wichtigen Kostenfaktor, der menschlichen Arbeitskraft. Die nasse Aufbereitung kommt diesem Bestreben entgegen, abgesehen von der höheren und gleichmäßigeren Qualität.

Allen Methoden gemeinsam ist, dass die Kaffeebohnen nach der Trocknung verlesen werden, entweder von Hand oder durch prozessorgesteuerte Sortieranlagen. Auch Bohnen aus ein- und derselben Ernte weisen unterschiedliche Qualitätsstufen

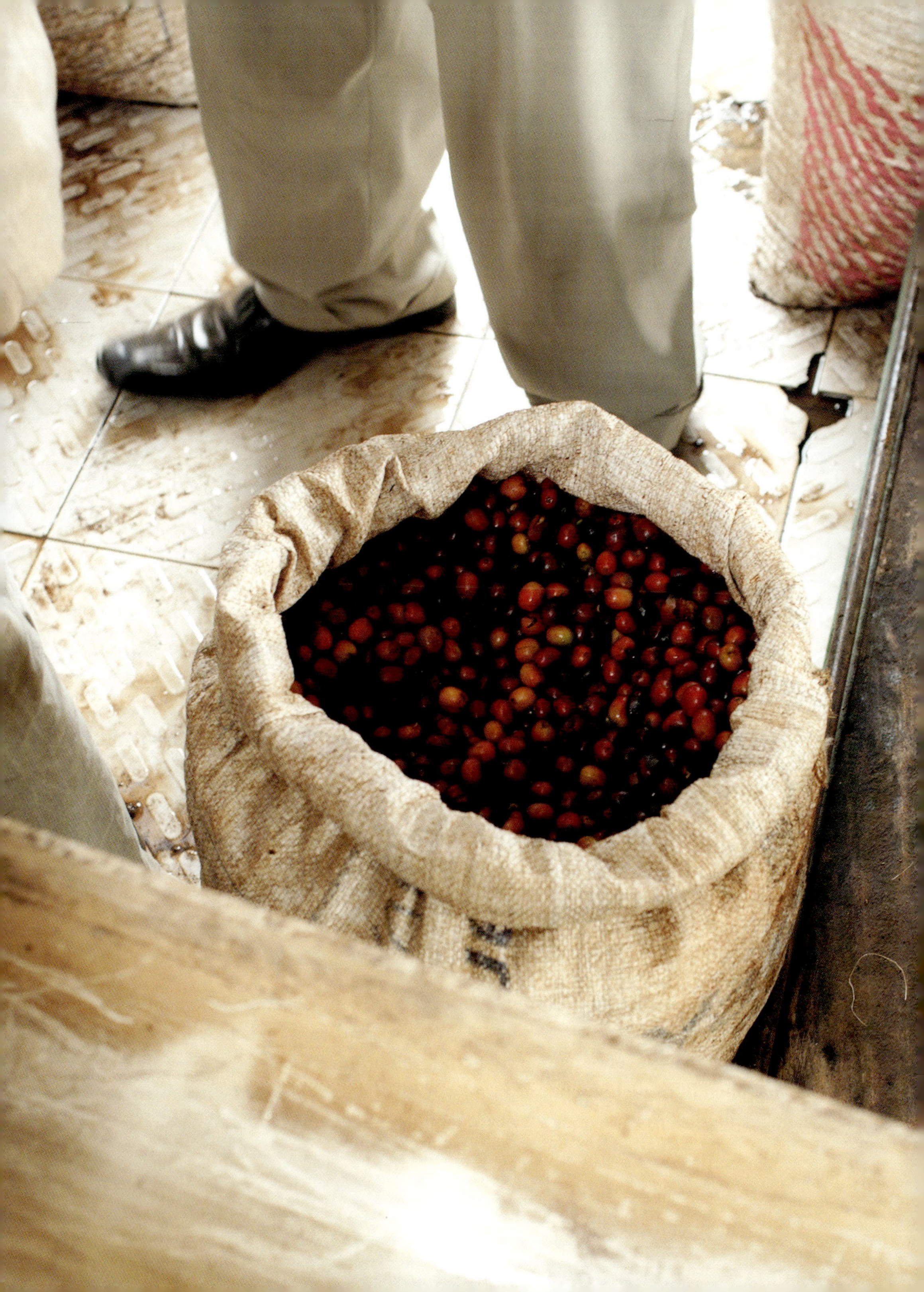

auf. Entsprechend sortiert werden sie für den Versand verpackt. Niedrige und mittlere Qualität wird als Schüttgut in Containern transportiert, nur die höchste Qualität in den traditionellen Kaffeesäcken. Früher waren diese Kaffeesäcke die Maßeinheit des Großhandels. Ein Kaffeesack fasst etwa 60 Kilogramm Rohkaffee.

Sobald der Rohkaffee dann auf ein Schiff verladen ist, braucht er zwischen zwei und sechs Wochen, um sein Ziel zu erreichen. Und dort wartet der nächste Veredelungsschritt auf ihn, das Rösten.

Die grünen Bohnen werden braun

Ist der Rohkaffee an seinem Bestimmungsort eingetroffen, wird zunächst die Entscheidung getroffen, wie der fertige Kaffee schmecken soll. Die verschiedenen Sorten werden gemischt, bevor sie in die Rösterei kommen. Das Rösten selbst ist aber dafür entscheidend, ob ein milder oder starker Kaffee in die Tasse kommt.

Bis ins 16. Jahrhundert war es üblich, Kaffeebohnen auf heißen Steinplatten oder in Pfannen zu erhitzen. Heute geschieht das sehr viel eleganter nach modernen Röstverfahren. Dabei werden die Kaffeebohnen in einem Heißluftstrom durch die Luft gewirbelt und je nach gewünschtem Röstgrad bei Temperaturen zwischen 160 und 280 Grad Celsius schwebend geröstet. Sie kommen mit den heißen Wänden des Behälters nicht in Berührung und können deswegen auch nicht anbrennen. Dieses Wirbelschichtverfahren läuft prozessorgesteuert ab, denn es muss für einen bestimmten Röstgrad auf die Sekunde genau stimmen.

Durch das Rösten verliert die Kaffeebohne bis zu 20 Prozent ihres Gewichts, vergrößert aber zugleich ihr Volumen oft um das Doppelte. Auch die Färbung der Kaffeebohnen vom ursprünglichen Grün zum dunklen Braun entwickelt sich beim Rösten. Der Grund dafür sind große Molekülstrukturen, die sogenannten Melanoidine, die sich beim Röstprozess entwickeln. Der charakteristische Geschmack und das Aroma des Kaffees sind ebenfalls ein Ergebnis der Röstung.

Schonkaffee oder entkoffeiniertem Kaffee wird das Koffein schon vor dem Rösten entzogen. Man befreit die grünen Kaffeebohnen mittels Hochdruck-Wasserdampf von den magenreizenden Stoffen. Das Entkoffeinieren ist etwas aufwendiger. Die grünen Bohnen werden mit warmem Wasser und Dampf auf einen Wassergehalt von 30 bis 45 Prozent gebracht, bevor man ihnen bei etwa 70 Grad Celsius Kohlensäure zusetzt. Daraufhin geben sie ihr Koffein an die Kohlensäure ab. Die Kohlensäure wird vom Koffein gereinigt und wieder über die Kaffeebohnen geleitet, und zwar so oft, bis nahezu das gesamte Koffein aus dem Rohkaffee entfernt ist. Danach werden die Bohnen wieder auf ihren normalen Feuchtigkeitsgehalt von etwa zehn Prozent gebracht und geröstet.

Weil die Entkoffeinierung nach diesem Verfahren doch ein recht aufwendiger Prozess ist, strebt die Kaffee-Industrie nach gentechnisch modifizierten Kaffeepflanzen mit Früchten möglichst geringen Koffeingehalts. Es gibt auch bereits Erfolge in dieser Richtung. Forscher der Universität Hawaii in Manoa haben mit Hilfe des Bakteriums Agrobacterium tumefaciens dem Keimgewebe der Kaffeepflanzen ein Gen eingepflanzt, das die Koffeinproduktion der Pflanze hemmt. Die Kaffeebohnen dieser Pflanzen enthalten nur noch drei Prozent des üblichen Koffeingehalts. Auf die Aromastoffe der Kaffeebohnen hat diese drastische Verringerung des Koffeingehalts keinen Einfluss.

Die Zimtröstung

Egal ob mit oder ohne Koffein, der Röstgrad ist ein wesentliches Kriterium für Geschmack und Aroma des Kaffees. Eine besondere Art der Röstung ist eine helle Röstung, auch „Zimtröstung“ genannt. Mit Zimt hat sie außer der Farbe nichts gemeinsam. Aus gesundheitlicher Sicht spricht einiges für die Zimtröstung, vor allem der Umstand, dass ein sehr hoher Gehalt an bioaktiven Inhaltsstoffen bei dieser Röstung erhalten bleibt. Wie eine Studie der Universität Zagreb (Smrke S. et al., 2017) belegt, ist der Gehalt an Antioxidantien und Chlorogensäuren, aber auch an Koffein in hell bis mittelbraun gerösteten Kaffeebohnen deutlich höher als in grünen oder dunkel gerösteten Bohnen. Das betrifft besonders Robusta-Sorten, die schon von Natur aus einen höheren Gehalt an Chlorogensäuren und Koffein aufweisen. Die Zimtröstung hat also nicht nur einen Einfluss auf Geschmack und Aroma des Kaffees, sondern auch was seine bioaktiven Inhaltsstoffe betrifft.

Neben der Zimtröstung gibt es noch andere helle Röstungen, etwa die New-England-Röstung. Sie ist eine Spur dunkler als die Zimtröstung, aber immer noch hellbraun. Mit zunehmender Temperatur und Dauer der Röstung wird das Braun der Kaffeebohnen immer dunkler. Der mittlere Röstgrad mit mittelbraunen Bohnen wird bei der Amerikanischen Röstung und der „City Roast“ erreicht.

(Weiter auf Seite 32)

Die Röststufen

Während des Röstvorgangs verändern die Kaffeebohnen ihre Farbe, ihr Volumen und ihr Aroma. Zeitangaben in Minuten und Sekunden.

1

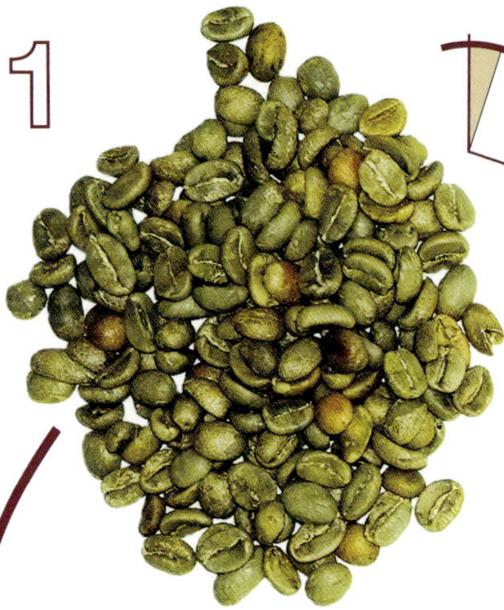

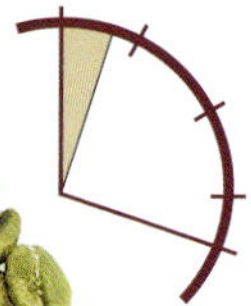

3:00

Trockenphase. Ein Teil des enthaltenen Wassers verdampft, die Aminosäuren der Bohnen reagieren miteinander.

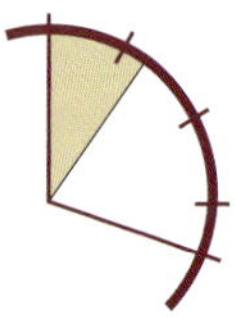

7:00

Die grünen Bohnen werden gelblich. Der Dampfdruck in ihrem Inneren steigt.

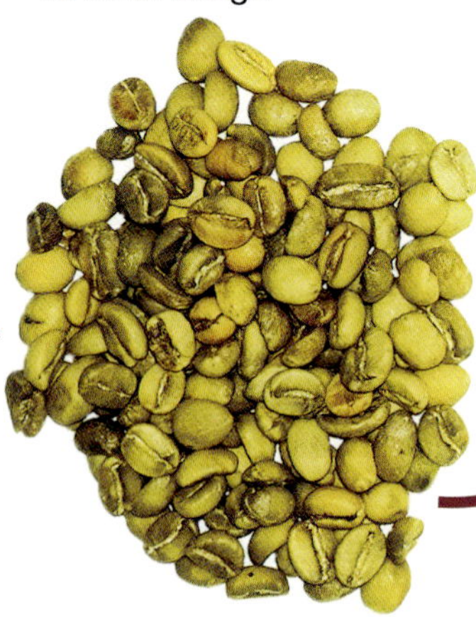

2

3

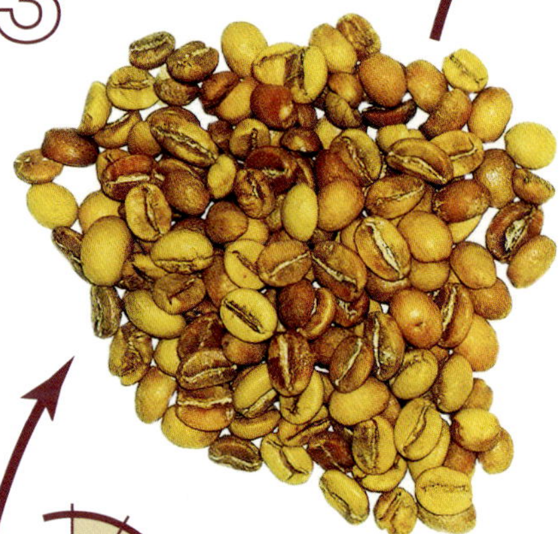

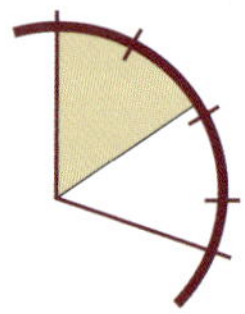

9:00

Die Bohnen färben sich braun und nähern sich dem ersten Knacken. Für Filterkaffee und French Press wird die Röstung meist ein bis zwei Minuten nach dem ersten Knacken beendet.

Die gesamte Dauer der Röstung liegt je nach gewünschtem Röstgrad meist zwischen 10 und etwa 17 Minuten.

Wer Kaffee selbst röstet, kann allerdings innerhalb eines gewissen Zeitrahmens experimentieren. Sehr helle Röstungen schmecken eher blumig oder grasig, bei sehr dunkler Röstung dominieren die Röstaromen und Bitterstoffe.

4

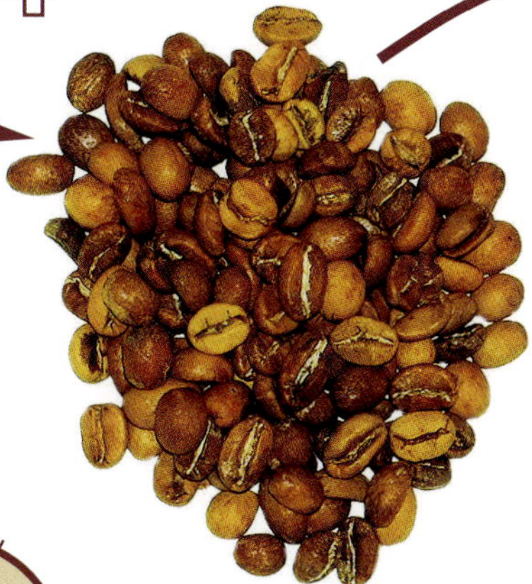

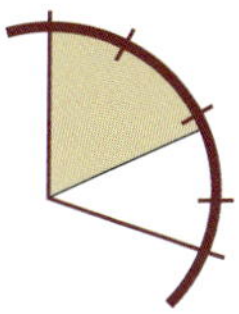

11:00

Nach dem ersten Knacken beginnt es nach Kaffee zu riechen. Die Bohnen vergrößern ihr Volumen, ihr Braun wird immer dunkler.

5

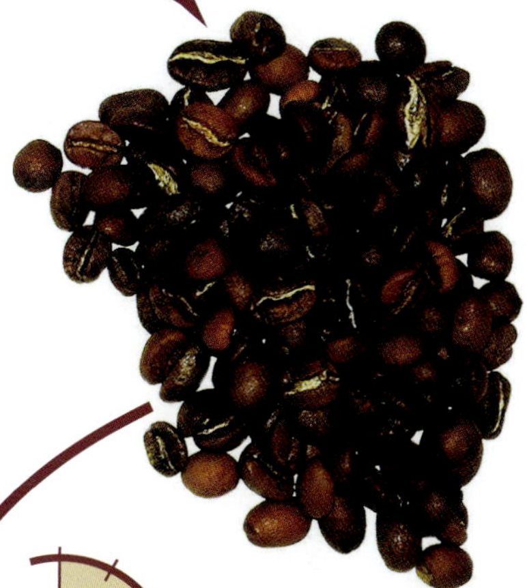

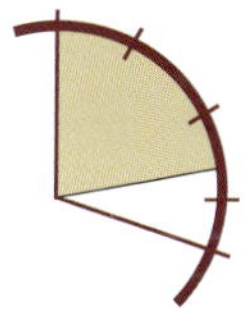

13:30

Die Zellstruktur verändert sich, es wird eine Vielzahl von Aromen gebildet.

6

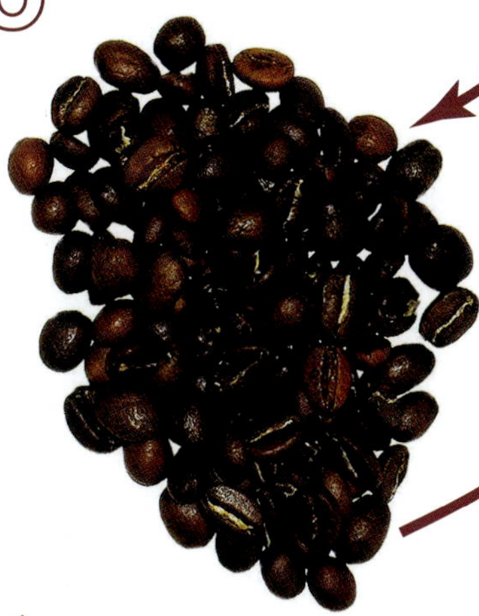

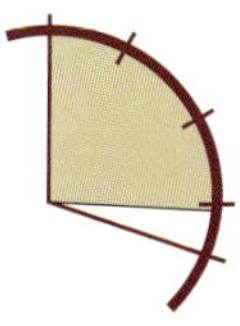

15:30

Die Bohnen nähern sich dem zweiten Knacken. Sie zeigen bereits ein sehr dunkles Braun.

7

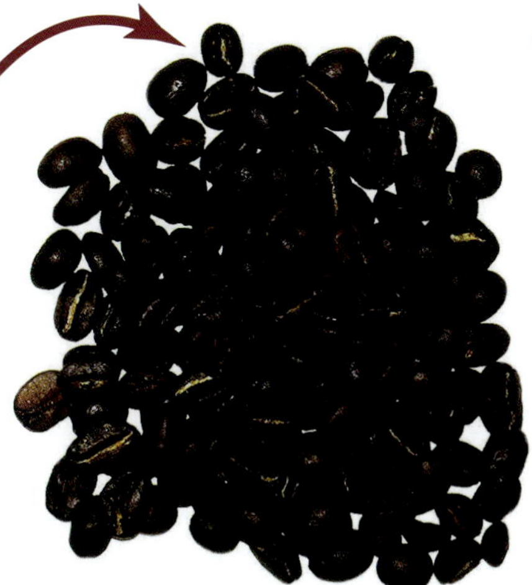

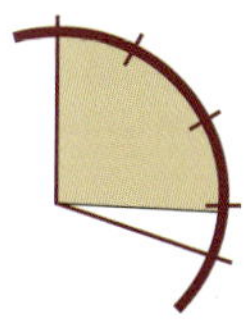

17:20

Die Bohnen sind fast schwarz. Röst- und Bitteraromen sind stark ausgeprägt.

Dunkelbraune Bohnen liefern die Wiener Röstung, die französische und die italienische Röstung. Letztere liefert von allen Röstmethoden die dunkelsten Kaffeebohnen und ist die bei Kaffeegenießern in Italien, Österreich und Deutschland beliebteste Methode.

Die Rösttemperatur hängt vom Feuchtigkeitsgehalt der grünen Kaffeebohnen ab. Aber je niedriger die Temperatur ist, umso heller wird die Röstung. Für die Kafferöster ist der Moment des sogenannten „first crack" entscheidend. Die Bohnen machen ein Geräusch, das etwa mit jenem von aufpoppendem Popcorn vergleichbar ist. In diesem Moment stößt die Kaffeebohne ihre gesamte Feuchtigkeit auf einen Schlag aus.

Je nach Röstgrad entwickeln die Bohnen unterschiedliche Aroma- und Geschmacksnuancen. Bei der Zimtröstung tritt eine etwas dominante Säure gepaart mit einem blumigen und fruchtigen Charakter in den Vordergrund. Der derzeitige Trend zu starkem Kaffee, manchmal nur des Geschmacks wegen, auch in entkoffeinierter Form, der auch im Gastronomiebereich dominiert, hat auch schon einen Gegentrend zur Zimtröstung ausgelöst. Aber beim Kaffee ist alles Geschmacksache und Geschmack ist individuell. Spricht man aber von Kaffee-Trends, dann kommt man an einem nicht vorbei: dem Trend zu Mikro-Röstereien.

Grosse und kleine Kaffeeröster

Der Kaffee in unseren Tassen stammt mit hoher Wahrscheinlichkeit von einigen großen Importeuren, Röstereien und Großhändlern. Das bietet an sich eine Garantie für Qualität, und auf diese gleichbleibende Qualität legen wir als Kunden Wert. Für die Kaffee-Anbieter stellt das eine Herausforderung dar, die sie durch die Mischung mehrerer Kaffee-Varietäten lösen. Würde sich ein Kaffee-Anbieter nur auf eine Kaffeesorte beschränken, wäre das ein hohes Risiko, denn jede Kaffeeernte kann durch Klimaeinflüsse und viele andere Faktoren jedes Jahr ein bisschen anders schmecken. Diese Schwankungen werden durch Mischung aus mehreren Sorten ausgeglichen. Man kann sich aber darauf verlassen, dass eine Packung nur Arabica-Sorten enthält, wenn „100 % Arabica" draufsteht. Ob darin drei, vier oder zehn Arabica-Sorten vermischt sind, bleibt allerdings ungeklärt. Auch wird nicht immer verraten, aus welchen Anbaugebieten die verschiedenen Sorten stammen.

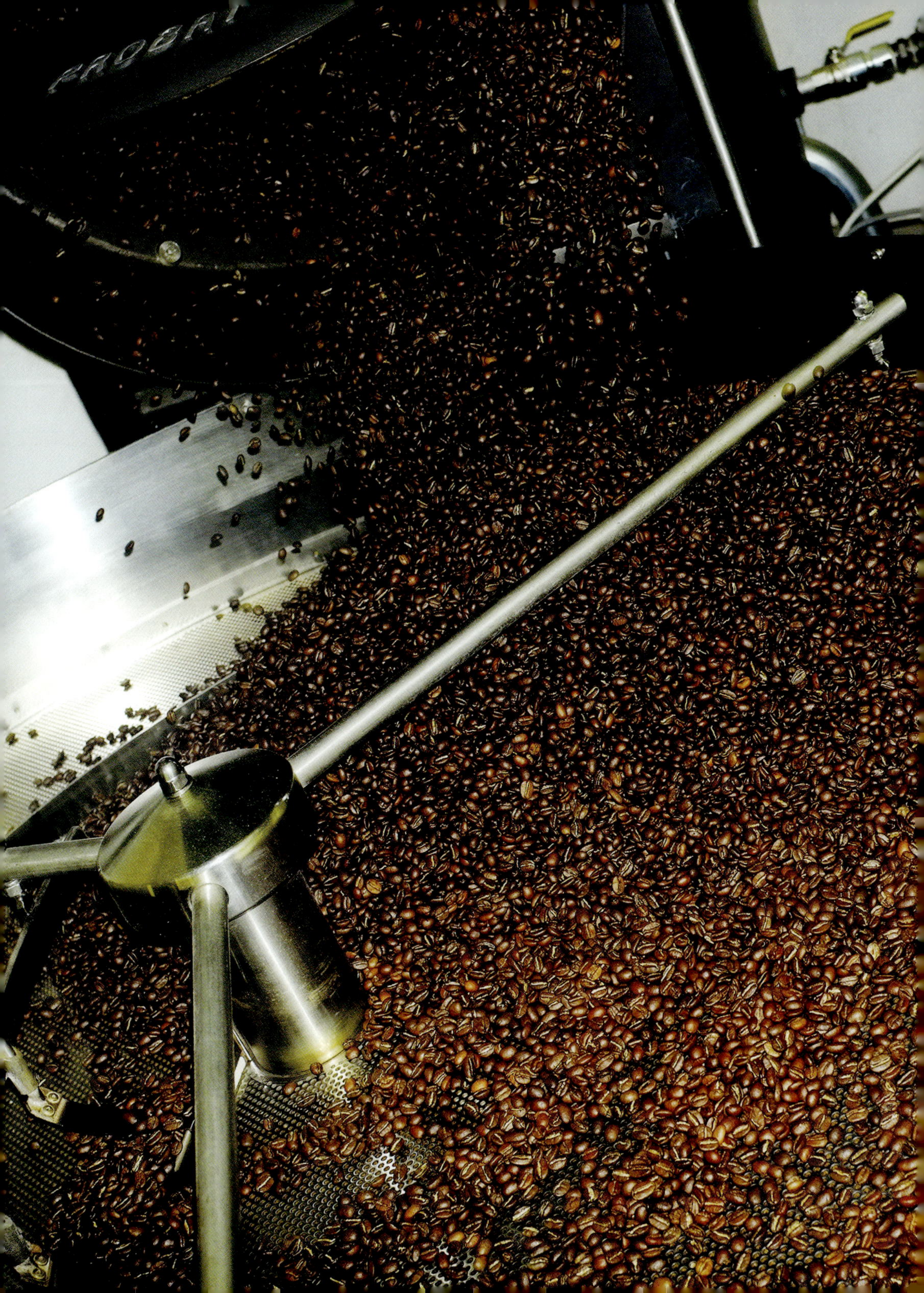
PROBAT

Wer genau wissen will, aus welchen Bohnen sein Kaffee besteht und woher sie stammen, hat bei einer Mikro-Rösterei die Möglichkeit, das herauszufinden. Mikro-Röstereien gibt es mittlerweile schon fast wie Sand am Meer. Es gibt kaum eine Stadt, in der man nicht ein Café findet, dem eine kleine und feine Rösterei angeschlossen ist. Diese Mikro-Röstereien verarbeiten wesentlich geringere Mengen an Rohkaffee als die großen Röstereien, die den Handel beliefern, und beziehen ihre grünen Bohnen oft von Direktimporteuren. Sie können wegen der kleinen Mengen auch mit weniger und dafür ausgewählten Kaffeebauern in den Herkunftsländern kooperieren. Beides ermöglicht eine spezielle Auswahl der Kaffeesorten und bietet dem Kunden ein hohes Maß an Transparenz. Auch was die Röstung selbst angeht, können kleine Röstereien auf individuelle Kundenwünsche eingehen.

Mikro-Röstereien nutzen fast ausschließlich die Trommelröstung, während bei Großröstereien das Wirbelschichtverfahren dominiert. Die Trommelröstung gilt als die traditionelle Methode, größere Mengen von Kaffeebohnen in einem Arbeitsgang zu rösten. Wie groß die Menge ist, hängt von der Größe der Trommel ab, in welche die Bohnen gefüllt werden. Im Gegensatz zum vollautomatischen Wirbelschichtverfahren hat die Trommelröstung eher handwerklichen Charakter. Der Röstmeister hat die Bohnen in der Rösttrommel die ganze Zeit im Blick. Ein Rührwerk sorgt dafür, dass die Bohnen ständig in Bewegung bleiben. Die Temperatur kann genau bestimmt und so unerwünschte Röstaromen vermieden werden. Auch können spezielle Geschmacksnoten einer bestimmten Bohnensorte herausgearbeitet werden.

Was die Kaffeebohnen braun werden lässt, nennen die Experten die Maillard-Reaktion. Es ist der gleiche Prozess, der dem Schweinsbraten im Rohr die schöne braune Kruste beschert. Nur beschränkt sich dieser Vorgang bei der Kaffeebohne nicht auf deren Oberfläche, sondern geht durch und durch. Die grüne Bohne wird zuerst gelblich, dann hellbraun. Erreicht die Temperatur in der Trommel 220 Grad Celsius, bricht die Bohne mit einem hörbaren Knacks, dann ist alle Flüssigkeit in der Bohne verdampft. Beim weiteren Rösten bildet der Kaffee nur noch starke Röstaromen aus, wie sie etwa für Espresso benötigt werden. Dabei werden viele natürliche Stoffe freigesetzt, die Aroma, Geschmack und Aussehen des Kaffees bestimmen.

Bei der Trommelröstung kann jederzeit durch Anpassung von Temperatur und Zeit in den Prozess eingegriffen werden, denn man sieht und riecht die Bohnen. Die Trommelröstung dauert etwa 15 Minuten, jene mittels Wirbelschichtverfahren nur etwa ein Drittel der Zeit. Das liegt an der geringeren Temperatur bei der Trommelröstung und ermöglicht den Bohnen, alle ihre natürlichen Aromen langsam zu entwickeln.

Kaffee selbst rösten

Es ist genauso wenig nötig wie einen Kuchen selbst zu backen. In jedem Supermarkt bekommt man Kuchen und das meist zu einem geringeren Preis als allein die Zutaten zum selbst gebackenen Kuchen kosten. Aber man tut es, weil es Spaß macht und der selbst gebackene Kuchen etwas Besonderes ist. Genauso verhält es sich mit dem Selberrösten von Kaffeebohnen.

Wer etwas Übung bei diesem an sich unkomplizierten Vorgang hat, kann „seinen" Kaffee genau auf seinen Geschmack und die Art der Zubereitung abstimmen. Die Dauer des Röstprozesses hat wesentlichen Einfluss auf den Geschmack des Kaffees. Bricht man den Röstprozess ab wenn die Bohnen noch hellbraun sind, treten die geschmacklichen Nuancen der jeweiligen Kaffeesorte in den Vordergrund, das typische Kaffeearoma ist dagegen nur gering ausgeprägt. Mit zunehmender Dauer wird das Kaffeearoma immer stärker und drängt andere Aromen in den Hintergrund, bis sie schließlich bei dunkelbraun gerösteten Bohnen kaum noch merkbar sind. Rösten Sie Ihre Kaffeebohnen selbst, so können Sie das Verhältnis der Aromen auch selbst bestimmen.

Man kann Kaffee in einer Pfanne oder im Backrohr rösten. Diese Methode ist aber mit Nachteilen behaftet und eignet sich vor allem, wenn Sie das Rösten einmal ausprobieren wollen. Sind Sie auf den Geschmack gekommen und wollen Sie Ihren Kaffee regelmäßig selbst rösten, ist die Anschaffung eines Haushaltskaffeerösters sinnvoll. Ein einfacher elektrischer Kaffeeröster, mit dem man in einem Durchgang von etwa 20 Minuten je nach Größe zwischen 100 und 500 Gramm Kaffeebohnen rösten kann, kostet zwischen 70 und 150 Euro, raffiniertere Geräte natürlich mit viel Spielraum nach oben. Bedenkt man, dass Rohkaffee nur die Hälfte von geröstetem Kaffee kostet, rechnet sich diese Ausgabe durchaus.

Bei jedem Kaffeeröster ist das Vorheizen auf etwa 200 Grad Celsius wichtig. Werden nämlich die Bohnen zu langsam erhitzt, besteht die Gefahr, dass sie nicht geröstet, sondern gebacken werden. Ist der Röster auf Betriebstemperatur, kann man ihn mit den grünen Kaffeebohnen befüllen. Dabei ist wichtig, sich genau an die für den jeweiligen Röster vorgegebene Bohnenmenge zu halten. Wegen der hohen Temperatur kann bei einer Überfüllung im Extremfall das Röstgut Feuer fangen. Auch bei einer zu geringen Bohnenmenge ist diese Gefahr nicht gänzlich auszuschließen. Wirklich sicher ist das Rösten nur mit der richtigen Bohnenmenge. Trotzdem sollte man den Röster während des gesamten Vorgangs im Auge behalten.

Sind die Bohnen im Röster, werden sie etwa fünf Minuten lang bei etwa 200 Grad Celsius erhitzt. So werden die Bohnen rasch, aber schonend für die Röstung vorgewärmt. Danach wird die Temperatur auf die Rösttemperatur von 240 bis 245 Grad Celsius erhöht. Die ideale Rösttemperatur ist für verschiedene Bohnenarten unterschiedlich und hängt auch von Ihren individuellen Vorlieben ab. Für Espresso kann sie geringfügig höher sein, für Filterkaffee auch eine Spur geringer. Sie werden einige Versuche mit geringfügig veränderten Temperaturen brauchen, um genau das von Ihnen gewünschte Ergebnis zu erzielen.

Es dauert je nach Temperatur und Bohnenart zwischen fünf und zehn Minuten, bis die Bohnen den „first crack“, das Stadium des ersten Knacks, erreichen. Die Bohnen geben ein knackendes Geräusch von sich, aber man muss wegen dem Eigengeräusch des elektrischen Rösters genau hinhören, um diesen wichtigen Zeitpunkt nicht zu verpassen. Die Bohnen stoßen auf einen Schlag das gesamte Wasser aus und brechen dabei in der Mitte ein kleines Stück weit auf. Dieses Aufbrechen ist als Knacks wahrnehmbar. Bei einem Röster mit transparenter Abdeckung kann man den Zeitpunkt des ersten Knacks auch sehen: Die Silberhäutchen, von denen die rohen Bohnen umhüllt sind, lösen sich und fliegen über dem Röstgut herum.

Ab dem Zeitpunkt des ersten Knacks entwickeln die Bohnen das typische Kaffeearoma. Sie sind jetzt hellbraun und wenn Sie auf ein blumiges Aroma bei Filterkaffee Wert legen, können Sie den Röstprozess jetzt schon abbrechen. Für Espresso sind die Bohnen aber noch zu hell und haben zu wenig Röstaroma. Je länger nun der Röstprozess dauert, umso mehr wird das sortentypische Aroma der Bohnen von den Röstaromen überdeckt. Auch der Säureanteil nimmt mit der Dauer der Röstung ab. Es dauert einige Minuten, bis die Bohnen das Stadium des zweiten Knacks erreichen. Er entsteht, weil manche Bohnen brechen oder kleine Stücke aus ihnen herausgesprengt werden. Zu diesem Zeitpunkt sollte der Röstprozess auf jeden Fall abgebrochen werden. Werden die Bohnen noch länger geröstet, können sie zu verkohlen beginnen. Und das ist dem Geschmack des Kaffees ganz und gar nicht förderlich.

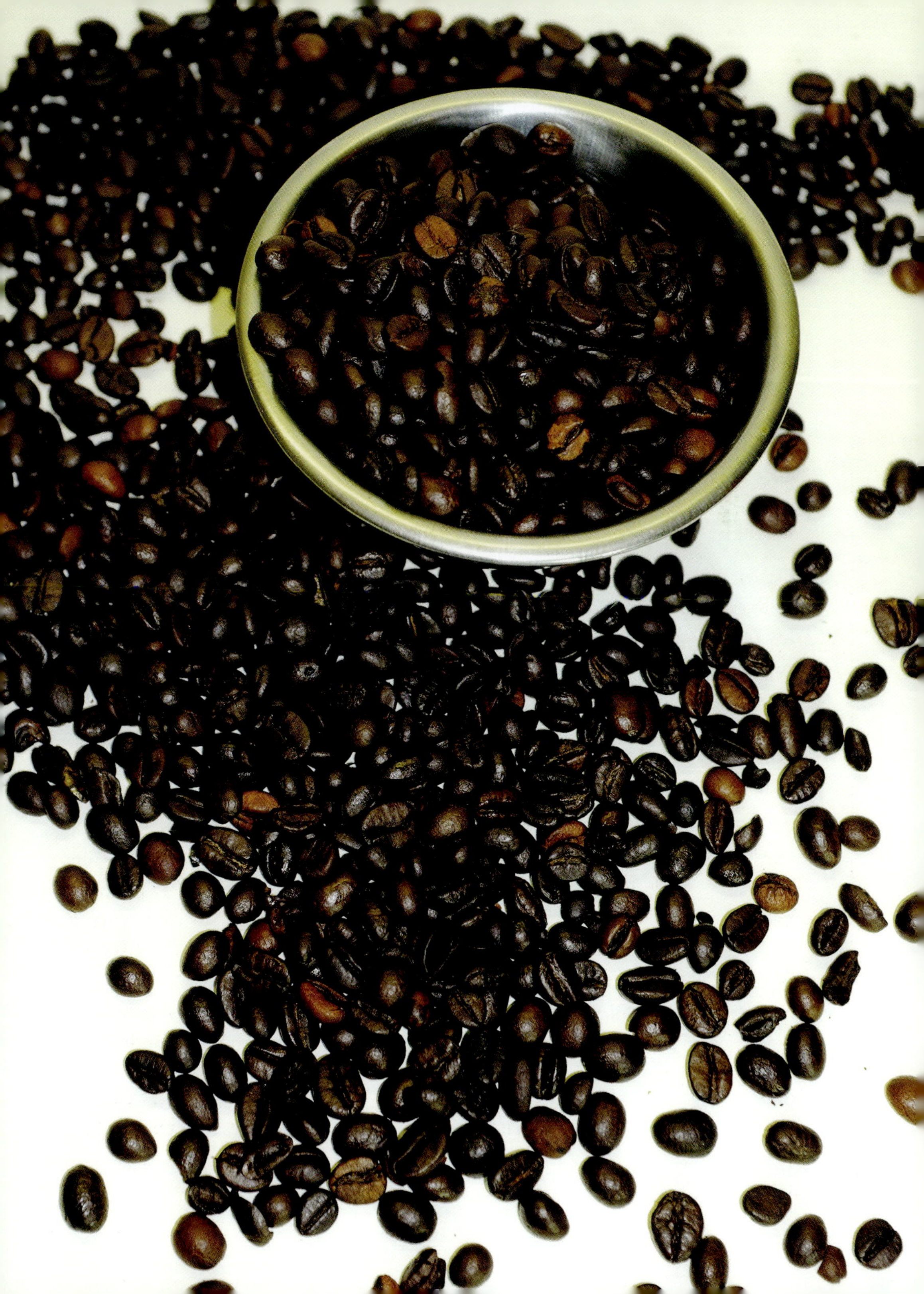

Nach dem Ende des Röstvorgangs muss man die Bohnen sofort aus dem Röster nehmen und abkühlen, damit sie nicht durch die gespeicherte Hitze von selbst weiter rösten. Man schüttet die Bohnen am besten aus dem Röster in ein Sieb oder einen Edelstahl-Kochtopf und rührt sie mit einem hölzernen Kochlöffel um, bis sie abgekühlt sind.

Auch wenn sie dazu verlocken, sollte man die frisch gerösteten Bohnen nicht sofort verwenden. Sie brauchen eine Ruhezeit von zumindest ein bis zwei Tagen, um Gase, die sich während des Röstens gebildet haben, auszuscheiden und ihr Aroma zum Höhepunkt zu entwickeln. Während dieser Ruhe- und Reifezeit sollten Sie die Bohnen vor Hitze, Feuchtigkeit, Gerüchen und Licht geschützt in einem Topf aufbewahren. Dieser darf aber nicht luftdicht verschlossen sein, damit die entweichenden Gase abziehen können.

Kaffeerösten in der Pfanne

Das Kaffeerösten in der Pfanne ist wohl das älteste manchmal noch gebräuchliche Röstverfahren. Auf Stichen aus dem 17. und 18. Jahrhundert ist häufig der Kaffeeröster mit einem ruderähnlichen Holzlöffel an seiner großen gusseisernen Röstpfanne zu sehen, mit flackerndem Feuer unter derselben. Das Verfahren funktioniert auch heute noch, wenn auch mit Einschränkungen im Vergleich zum elektrischen Kaffeeröster, vor allem in Bezug auf die Sicherheit. Aber wenn Sie einige Voraussetzungen beachten, können Sie in der Pfanne Ihre ersten Versuche im Rösten Ihres eigenen Kaffees durchführen.

Am besten ist eine unbeschichtete Bratpfanne aus Gusseisen geeignet. Bei einer beschichteten Pfanne besteht die Gefahr, dass sich Abrieb von den Bohnen in die Beschichtung einbrennt. Besser geeignet als eine beschichtete Pfanne ist eine Bratpfanne oder ein Bräter aus Edelstahl. Aber wie gesagt, Gusseisen ist die erste Wahl.

Weil die Röstung in der Pfanne nicht ganz ungefährlich ist, sollten Sie entsprechende Sicherheitsvorkehrungen treffen. Zwischen erstem und zweitem Knacks können Teile von Bohnen – und die sind etwa 250 Grad heiß! – abgesprengt werden und aus der Pfanne fliegen. Diese können bloße Hautstellen verbrennen und auch in der Umgebung des Herdes Schaden anrichten. Sie sollten also immer entsprechende Kleidung tragen, die Sie vor solchen Teilchen schützt. Und natürlich eine Schutzbrille. Auch sollten Sie alle hitzeempfindlichen Gegenstände aus der Umgebung des Herdes entfernen.

Haben Sie für diese Voraussetzungen gesorgt, können Sie die Pfanne auf der Herdplatte und am besten mit einem aufgesetzten Deckel auf eine Temperatur von 200 bis 230 Grad erhitzen. Zur Feststellung der Temperatur leistet ein digitales Küchenthermometer mit ausreichend großem Messbereich gute Dienste. Ist die Temperatur erreicht, nimmt man den Deckel von der Pfanne und schüttet die rohen Kaffeebohnen hinein. Der Boden der Pfanne sollte mit einer etwa einen Zentimeter dicken Bohnenschicht bedeckt sein. Mehr sollte es nicht sein, damit sich die Bohnen gut durchmischen lassen. Das müssen Sie jetzt nämlich während des gesamten Röstprozesses tun: ständig mit einem hölzernen Kochlöffel gut durchrühren. Nur so werden die Bohnen gleichmäßig geröstet. Keine Bohne darf zu lange die gleiche Stelle des Pfannenbodens berühren, sonst drohen verbrannte Stellen. Nach fünf bis zehn Minuten sollten Sie dann den ersten Knacks hören. Wie lange Sie dann noch weiter rösten – und rühren –, hängt von Ihren individuellen Vorstellungen von Ihrem Kaffee und der Zubereitungsart – Filter oder Espresso – ab. Espresso braucht eine längere Röstung, aber keinesfalls über den zweiten Knacks hinaus. Auch beim Kaffeerösten

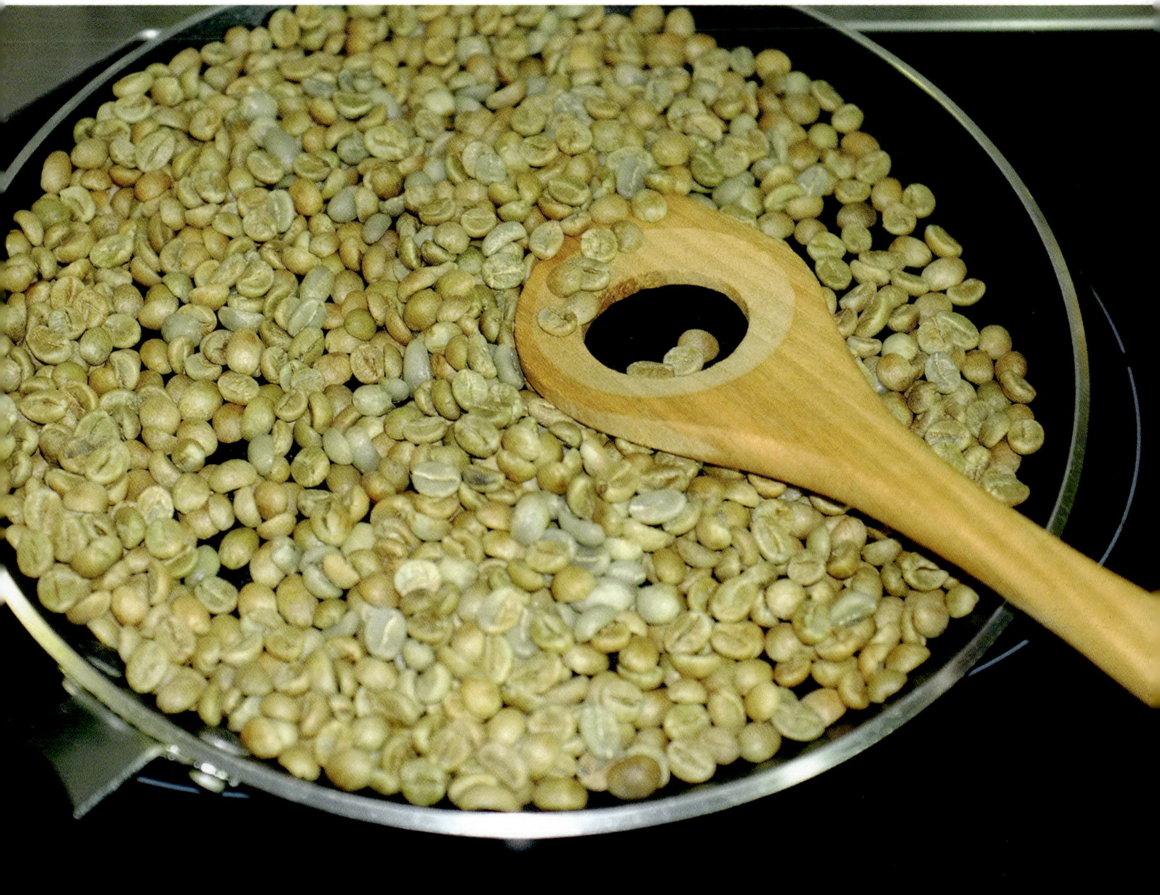

in der Pfanne brauchen Sie etwas Übung und Erfahrung, bis Sie die richtigen Zeiten herausgefunden haben. Ist der passende Röstgrad erreicht, werden die Bohnen aus der Pfanne in einen Edelstahltopf oder ein Sieb geschüttet und wie beim Rösten mit dem elektrischen Röster abgekühlt.

Man kann Kaffeebohnen auch auf dem Backblech im auf 250 Grad vorgeheizten Backrohr rösten. Das bietet gegenüber der Pfanne den Vorteil, dass man vor herumfliegenden heißen Bohnenteilchen geschützt ist. Aber der Nachteil ist, dass man kaum umrühren kann und deswegen wahrscheinlich kein gleichmäßiges Röstergebnis erreicht. Auch hört man den wichtigen ersten Knacks kaum. Es ist aber eine Möglichkeit, Kaffee zu rösten, und soll deshalb der Vollständigkeit halber erwähnt werden.

Aufbewahrung der gerösteten Kaffeebohnen

Egal ob gekauft oder selbst geröstet, die Aufbewahrung der Kaffeebohnen verdient Aufmerksamkeit. Es hängt nicht zuletzt von der richtigen Lagerung ab, was Sie schlussendlich in Ihrer Kaffeetasse haben.

Die gerösteten Kaffeebohnen sollten nach dem Rösten ein bis zwei Tage ruhen, damit sich die Aromen entwickeln und Reste von Röstgasen entweichen können. Das ist natürlich nur von Bedeutung, wenn Sie Ihre Kaffeebohnen selbst rösten. Auf jeden Fall aber ist das Aroma bei gerösteten ganzen Bohnen in den ersten ein bis sechs Wochen am stärksten ausgeprägt. Wie lange dieser Zeitraum des besten Aromas ausgedehnt werden kann, hängt von der Lagerung und Verpackung der Kaffeebohnen ab. Bei den im Handel oft angebotenen Vakuum-Packungen oder „aromaversiegelten" Verpackungen ist eine Lagerung ohne merklichen Aromaverlust von zumindest einem halben Jahr möglich. Kauft man Kaffeebohnen bei einem Mikro-Röster offen, sind etwa zwei Monate der Zeitraum, in dem sich das voll entwickelte Aroma halten kann. Richtige Lagerung vorausgesetzt.

Die richtige Lagerung muss die gerösteten Kaffeebohnen vor Sauerstoff, zu großer Wärme, Licht, Feuchtigkeit und Fremdgerüchen schützen. Das kann man am besten in einer luftdicht verschließbaren Dose aus Weißblech, der klassischen Kaffeedose. Ein Glas ist ungeeignet, weil darin die Kaffeebohnen dem Licht ausgesetzt sind. Aber auch die Kaffeedose sollte man nicht an einem sonnigen Platz oder in einem Regal über dem Herd aufbewahren, dort kann es zu warm werden. Der Kühlschrank

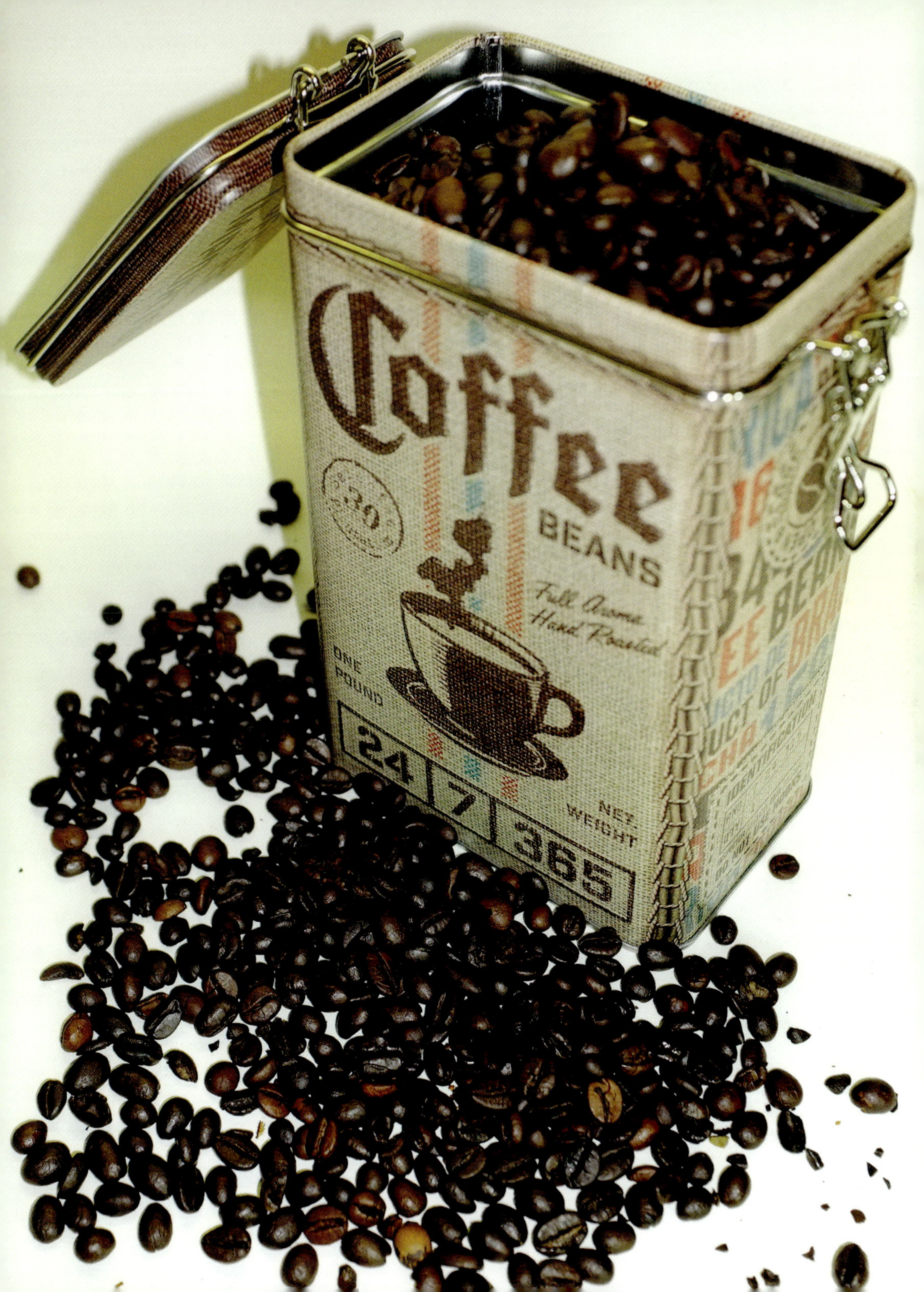
Coffee
BEANS
Full Aroma
Hand Roasted
ONE
POUND
24
7
365
NET
WEIGHT

ist für den Kaffee ebenfalls kein guter Platz. Durch den Temperaturwechsel zwischen Kühlschrank und Küche bei der Entnahme von Kaffeebohnen kann sich in der Dose Kondenswasser bilden und im Extremfall sogar zu Schimmelbildung führen. Und weil geröstete Kaffeebohnen sehr bereitwillig Fremdgerüche bzw. -aromen annehmen, sollten Sie die Kaffeedose auch nicht in das Gewürzregal stellen. Auch wenn die Dose den Großteil des Tages fest verschlossen ist, kann das mehrmalige Öffnen im Zuge der Kaffeezubereitung dazu führen, dass das Aroma der Kaffeebohnen durch Fremdaromen beeinträchtigt wird.

Das alles gilt für Kaffeebohnen, die Sie entweder offen gekauft oder aus ihrer Handelsverpackung in die Kaffeedose umgefüllt haben. Bereits gemahlener Kaffee ist in seiner Vakuumverpackung ähnlich lange lagerfähig wie die ganze Bohne. Nach dem Öffnen der Verpackung und dem Kontakt mit der Luft verliert er aber schnell den Großteil seines Aromas. Er sollte bis zum Verbrauch genauso wie die ganzen Bohnen in einer luftdicht verschließbaren Dose aufbewahrt werden. Und keinesfalls sollte er in den Kühlschrank, weil kondensierte Feuchtigkeit auf bereits gemahlenen Kaffee noch gravierendere Auswirkungen als auf ganze Bohnen hat.

Viele Verpackungen ganzer röstfrischer Kaffeebohnen haben ein sogenanntes „Aromaventil". Frisch gerösteter Kaffee gast nämlich Kohlendioxid aus, das während der Röstung entsteht und nur langsam aus der porigen Struktur der Bohnen entweicht. Bei einer unversiegelten Verpackung kann zwar das Kohlendioxid entweichen, aber zugleich dringt Sauerstoff ein und die Kaffeearomen leiden. Das Schutzventil der Verpackung hilft dem ab, indem es das Entweichen des Kohlendioxids aus der Packung nach außen zulässt, aber den umgekehrten Weg von außen nach innen blockiert und so den Sauerstoff aussperrt.

Kaffee verkosten

Kaffee verkosten ist eine Wissenschaft, und man vergleicht zu Recht den Barista mit dem Sommelier. Beide verfügen über hohes und speziell ausgebildetes Geruchs- und Geschmacksempfinden. Wie der Sommelier beim Wein ist der Barista beim Kaffee in der Lage, die feinsten Aromen und Geschmacksnuancen herauszufinden und zu beschreiben. Weinverkostungen sind beliebte Veranstaltungen, aber immer öfter finden auch Kaffeeverkostungen, „Cupping" genannt, statt. Für Kaffeebegeisterte eine

Möglichkeit, ganz unerwartete Aromawelten zu entdecken und verschiedene Kaffee-Charakteristika zu erkennen.

Verkostungen gehören auch zum Tagesgeschäft der Kaffeeindustrie. Ständig werden die Qualität des Kaffees und seine geschmacklichen Eigenschaften überprüft, durch alle Bereiche vom Importeur bis zum Barista und egal, welche Menge an Bohnen zur Disposition steht, vom einzelnen Sack bis zum Schüttgut im Container.

Man muss kein ausgebildeter Barista sein, um die Vielfalt an Aromen und Geschmacksnoten unterscheiden und – für sich selbst und seinen individuellen Geschmack – bewerten zu können. Wie jede Fähigkeit kann man auch diese durch Übung schulen und immer mehr verfeinern. Wenn Sie sich ernsthaft für dieses Universum der Aromen und Geschmacksnoten interessieren und sich damit befassen und vergnügen wollen, finden Sie im Folgenden eine kurze Anleitung und die gebräuchlichen Hilfsmittel, die „Kaffeeräder". Sie liefern das nötige Vokabular zur Beschreibung von Geschmacks- und Aromanoten. Aber beim Verkosten verschiedener Kaffeesorten aus den verschiedenen Anbaugebieten werden Sie bald die unterschiedlichen Geschmacksnoten erkennen. Mit der Zeit werden Sie immer weitere und feinere Unterscheidungen erschmecken. Und wenn Sie wissen, was Ihnen schmeckt und was nicht – nach der Verkostung und Beschreibung können Sie auch genau sagen, warum es Ihnen schmeckt!

Sie können eine einzelne Tasse Kaffee oder mehrere verschiedene Kaffees nebeneinander verkosten. Wichtig ist, die Bohnen unmittelbar vor der Verkostung zu mahlen. Bei verschiedenen Kaffeesorten ist es unerlässlich, die Mühle nach jedem Mahlvorgang sorgfältig zu säubern, damit es zu keiner Verfälschung durch geringfügige Vermischung des Mahlguts kommen kann.

Zum Vergleich mehrerer Kaffeesorten braucht man entsprechend viele gleich große Tassen, am besten mit einem Fassungsvermögen von etwa 150 Millilitern (die Standardtassen für „Verlängerten" oder „Großen Braunen"). Eine digitale Küchenwaage ist hilfreich, um die exakt gleiche Menge an Bohnen von jeder Sorte abzuwiegen. Man nimmt von jeder Sorte 10 Gramm, mahlt sie mittelfein und schüttet das Kaffeemehl in je eine Tasse. Dann riecht man an den einzelnen Tassen und notiert sich, was man an Aromen erkennen und unterscheiden kann. Hilfreich bei der Analyse und Abgrenzung der einzelnen Aromen ist das **Aromarad** (1).

(Weiter auf Seite 46)

Die Kaffeeräder

Mit Hilfe solcher genormten Kaffeeräder beschreiben Baristas Aroma und Geschmack des Kaffees.

1 Aromarad

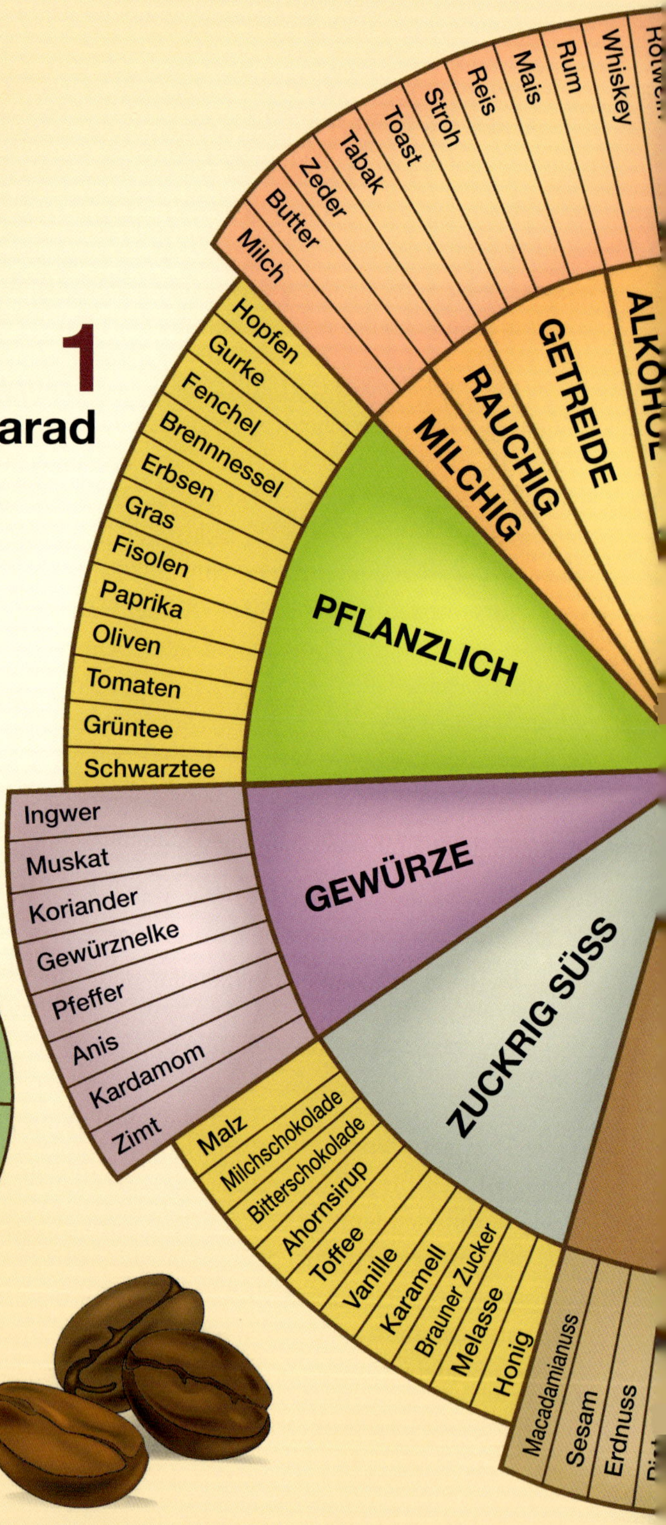

2 Säurerad

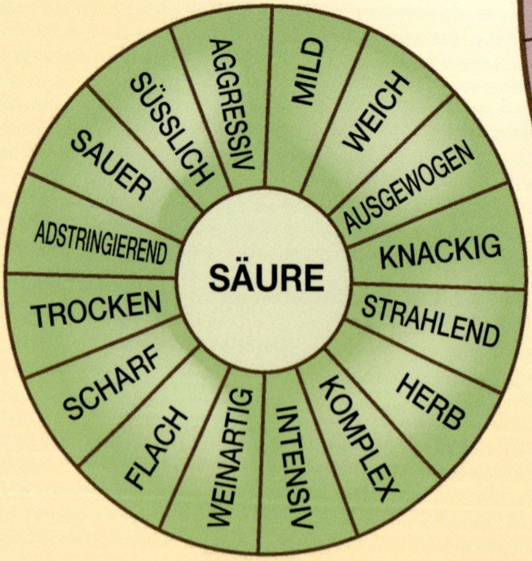

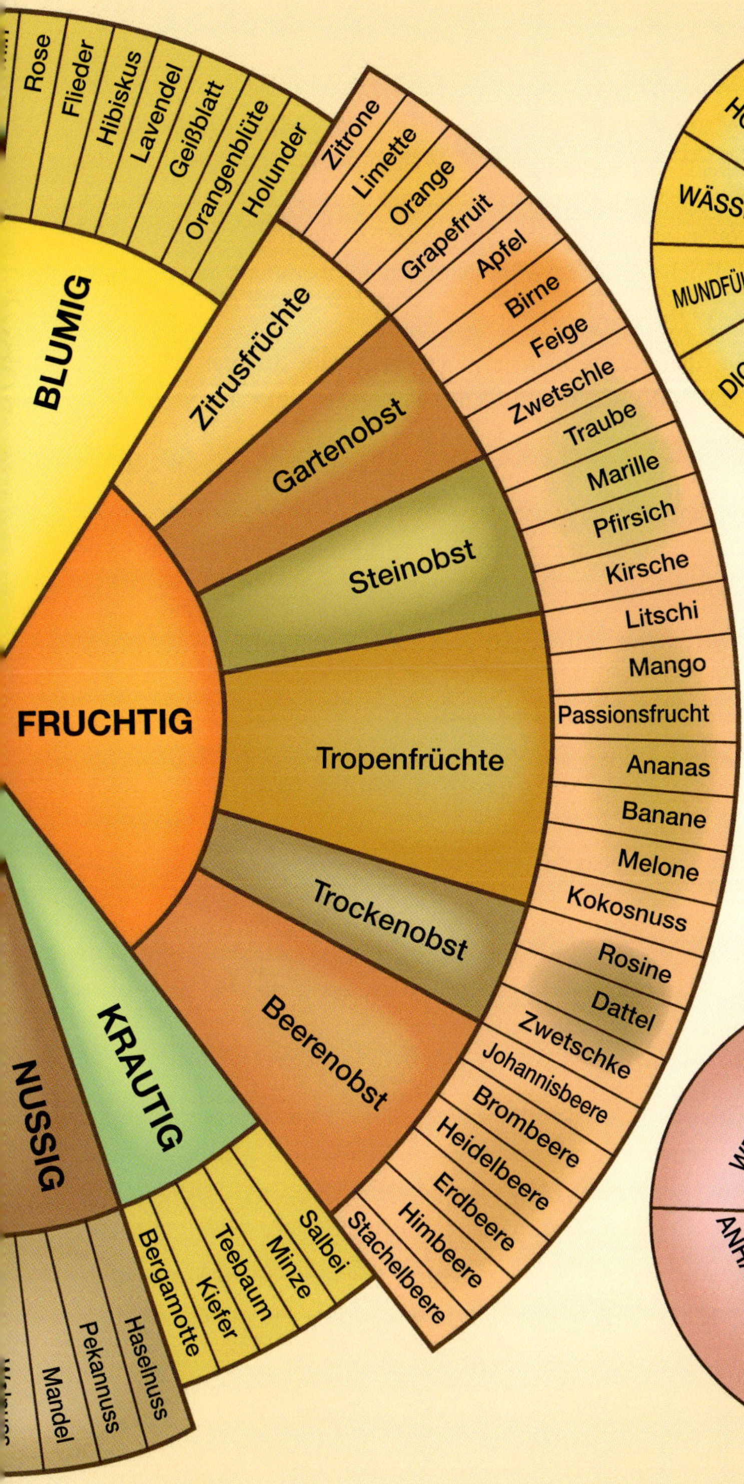

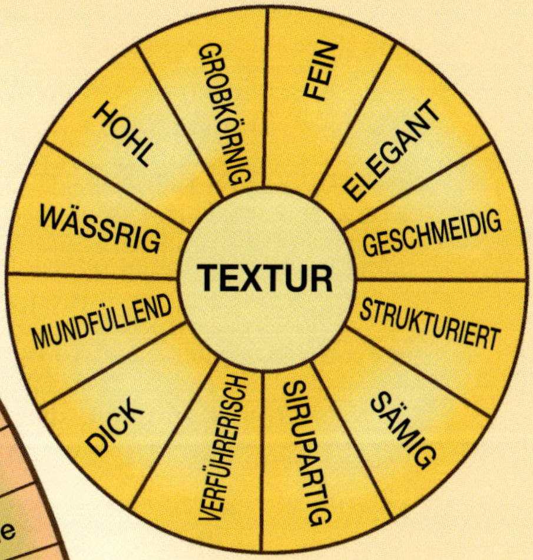

3
Texturrad

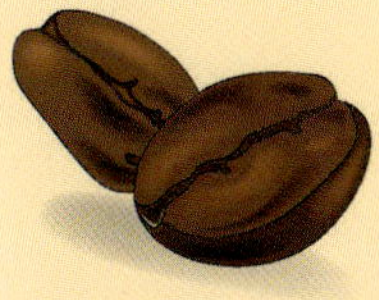

4
Abgangsrad

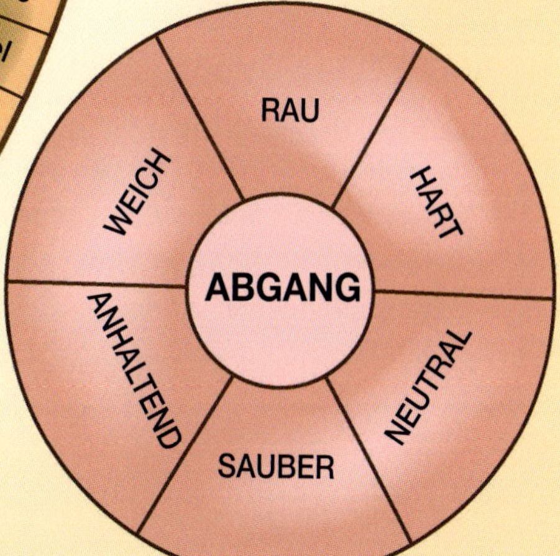

Anschließend kocht man Wasser auf, lässt es kurz sprudeln und dann auf etwas über 90 Grad abkühlen. Man übergießt das Kaffeemehl in jeder Tasse mit 150 Milliliter Wasser und lässt den Kaffee vier Minuten ziehen. Währenddessen bewertet man das Aroma des „Deckels", der aufschwimmenden Kaffeemehlschicht. Die Tassen dürfen dabei nicht angehoben oder bewegt werden. Sie werden merken, dass manche Aromen stärker, schwächer, fruchtiger oder würziger riechen als andere. Hilfestellung bietet dabei wieder das **Aromarad** (1).

Nach vier Minuten den Kaffee in jeder Tasse behutsam dreimal umrühren. Danach wird der „Deckel" aufgebrochen und der Kaffeesatz sinkt ab. Verwenden Sie zum Umrühren einen eigenen Löffel für jede Tasse. Halten Sie beim Umrühren die Nase über die Tasse, um die Aromen aufzunehmen und zu prüfen, ob sich die Eigenheiten während der vier Minuten Ziehzeit verändert haben. Danach spülen Sie den Löffel ab und entfernen mit sauberen Löffeln den Schaum und schwimmende Partikel von der Oberfläche des Kaffees.

Ist der Kaffee weit genug abgekühlt, taucht man den – inzwischen wiederum abgespülten – Löffel in den Kaffee, nimmt einen Löffel voll davon und schlürft den Kaffee mit etwas Luft vom Löffel. Dadurch erreichen die Aromen die Riechnerven, während die Flüssigkeit den Mund durchspült und die Geschmacksknospen aktiviert. Achten Sie darauf, wie sich der Kaffee im Mund anfühlt. Wirkt er dünn, ölig, weich, rau, zart, elegant, trocken, körnig, geschmeidig oder cremig? Erinnert sein Geschmack an einen, der Ihnen bekannt vorkommt, etwa an Nüsse, Beeren oder Gewürze (**Aromarad**, 1).

Nehmen Sie einen weiteren Schluck vom Löffel und versuchen Sie, die Säure zu beurteilen (**Säurerad**, 2). Ist die Säure angenehm frisch, ergibt sie eher eine herbe, scharfe, süßliche oder milde Geschmacksnote?

Beim nächsten Schluck können Sie bewerten, wie sich der Kaffee insgesamt im Mund anfühlt (**Texturrad**, 3): leicht oder schwer, sämig und dick oder fein und erfrischend? Schließlich schlucken Sie den Kaffee und beobachten genau, was er an Geschmack in Ihrem Mund zurücklässt (**Abgangsrad**, 4). Bleibt der Geschmack oder verschwindet er? Ist der Nachgeschmack anhaltend, flüchtig, weich, rau oder neutral?

Das ganze Verfahren wirkt auf den ersten Blick vielleicht etwas kompliziert. Auch die Herstellung der Kaffeeproben erscheint ungewöhnlich. Sie soll sicherstellen, dass der Kaffee nicht durch die Art der Zubereitung – Espresso, Filter oder wie auch immer – beeinflusst wird. Jedenfalls: Mit Vergnügen an der Sache und etwas Übung werden Sie immer tiefer in die Geheimnisse der vielfältigen Kaffeearomen und Geschmacksnuancen eintauchen.

Sonderfall Löskaffee

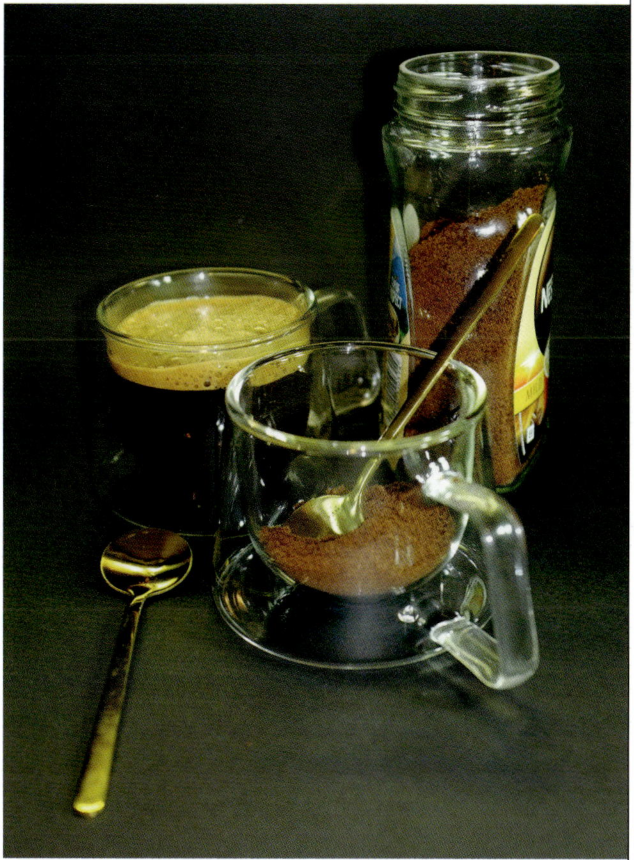

Der Wunsch, schnell und einfach einen genießbaren Kaffee zubereiten zu können, inspirierte den Franzosen Alphonse Allais um die Mitte des 19. Jahrhunderts dazu, ein Verfahren zur Herstellung von Instantkaffee zu entwickeln. Er erhielt dafür im Jahr 1881 ein Patent. Es dauerte aber noch einige Zeit bis zur allgemeinen Verfügbarkeit des löslichen Kaffees. 1938 begann das Schweizer Unternehmen Nestlé mit dessen industrieller Herstellung unter dem Produktnamen Nescafé.

Zuerst werden geröstete Kaffeebohnen unterschiedlicher Sorten in einer Mischung aufeinander abgestimmt. Diese Mischung wird grob gemahlen, die Partikel sind mit etwa zwei Millimetern deutlich größer als der Mahlgrad für Filter- oder Espressozubereitung. Der grob gemahlene Kaffee kommt in die Extraktionsanlage, in welcher die löslichen Bestandteile in einem Wasserstrom von 170 bis 200 Grad Celsius und hohem Druck von bis zu 20 bar – damit das Wasser nicht verdampft –

extrahiert werden. Die Aroma- und Wirkstoffe verbinden sich mit dem Wasser und dieses Kaffeeextrakt wird in einer Eindampfungsanlage konzentriert. Die Dichte des Kaffeeextrakts beträgt etwa das Zehnfache eines üblichen Espressos.

Für die nachfolgende Trocknung des Extrakts gibt es zwei Verfahren, die Sprühtrocknung und die Gefriertrocknung. Bei der Sprühtrocknung, dem älteren Verfahren, sprüht man das Kaffeekonzentrat mit hohem Druck durch feine Düsen in einen Trockenturm. Von unten strömt heiße trockene Luft ein. Im Heißluftstrom verdunstet das Wasser des Kaffeekonzentrats, sodass aus den kleinen Tröpfchen winzige Hohlkügelchen entstehen. Wichtig bei diesem Vorgang ist, das beim Eindampfen verlorene Aroma aufzufangen, aus dem Dampf herauszudestillieren und gemeinsam mit dem als Aromaträger benötigten Kaffeeöl dem Kaffeepulver wieder beizugeben. Bei der Sprühtrocknung entsteht ein sehr feines lösliches Kaffeepulver, das heute vor allem in löslichen Cappuccino-Mischungen Verwendung findet.

Schonender für das Aroma des Kaffees ist die moderne Gefriertrocknung. Das heiße, flüssige Kaffeekonzentrat wird mittels Luft aufgeschäumt und auf einem Gefrierband bei minus 50 Grad Celsius in Sekundenschnelle schockgefroren. Das tiefgefrorene Kaffeeextrakt wird zerkleinert und vermahlen. Anschließend wird in einer Vakuumkammer unter allmählicher Erwärmung das Wasser aus den Eisstückchen herausgedampft, ohne dass es zwischendurch zu einer Verflüssigung kommt. Übrig bleiben kleine feste Kaffeepartikel, in denen Aroma und Geschmack eingeschlossen sind.

Der hervorstechendste Vorteil des Löskaffees ist natürlich die rasche Zubereitung: Kaffeepulver in die Tasse, mit heißem Wasser aufgießen, umrühren, fertig. Löslicher Kaffee enthält in der Regel nur halb so viel Koffein wie ein aus einer Arabica-Robusta-Mischung zubereiteter Filterkaffee. Er wird auch als kalter Kaffee im Café frappé und für Kaffeecremen und -bäckereien verwendet. Für Instantkaffee besteht, ähnlich wie für Bier, ein striktes Reinheitsgebot. Er darf nur unter Verwendung von Röstkaffee und Wasser hergestellt werden und keine Zusatzstoffe enthalten. Das gilt auch für den Kaffeeanteil in löslichen Mischungen mit Kaffeeweißer, Milchpulver, Zucker oder Süßstoff und ähnlichem. Der Kaffeeanteil in solchen Mischungen ist allerdings gering und beträgt selten mehr als 20 Prozent. Man sollte in so einem Fall wohl eher von einem kaffeehaltigen Instantgetränk sprechen und nicht von Kaffee.

Bio boomt auch beim Kaffee

Bio ist in aller Munde. Aus gutem Grund. Und dieser Trend geht auch am Kaffee nicht vorbei. Immer mehr Kaffeegenießer und -innen finden Geschmack an Bio-Bohnenkaffee. Man findet ihn mittlerweile nicht nur in Mikro-Röstereien. Auch die großen Kaffee-Anbieter haben den Trend erkannt. Natürlich ist Bio-Kaffee etwas teurer, aber der Preisunterschied zwischen Billig-Kaffee und fair gehandeltem Bio-Kaffee ist wesentlich geringer als man denkt. Bio-Kaffee wird meist mit einem Gütesiegel auf der Packung gekennzeichnet. Das heißt nicht nur, dass die Kaffeebauern für ihre Arbeit angemessenen Lohn erhalten, sondern auch, dass der Kaffee im Erzeugerland ohne Verwendung von künstlichen Dünge- und Pflanzenschutzmitteln angebaut wurde.

Die seit der Kolonialzeit bestehende Tradition des Kaffeeanbaus in ausgedehnten Plantagen führte zu einem entsprechenden Verlust an Urwaldflächen. Immer mehr Wälder wurden abgeholzt, um auf den humusreichen Böden Kaffeesträucher anzubauen. Wie bei jeder Monokultur führt diese auch beim Kaffee dazu, dass die Böden innerhalb weniger Jahre ausgelaugt sind. Künstliche Düngemittel sollen dann den Ertrag sichern. Welche Auswirkungen daraus für die Umwelt entstehen, ist im ganzen Umfang heute noch nicht abzusehen.

Mit Unterstützung verschiedener Initiativen vor allem aus Europa bemühen sich aber Erzeugergemeinschaften um einen naturgemäßeren und umweltschonenden Kaffeeanbau. Dazu gehört, Schattenbäume wie den bis zu 20 Meter hohen Eukalyptus und Nutzpflanzen wie Bananen, Ananas oder Papaya zwischen die Reihen der Kaffeesträucher zu pflanzen. Das hält den Boden locker und wenn zusätzlicher Nährstoffbedarf besteht, wird er von selbst hergestelltem organischem Dünger geliefert. Auch für die Vielzahl der durch die historische Entwicklung bedingten Monokulturplantagen scheint dieses Vorgehen ein geeigneter und notwendiger Weg zu sein, um die eigene wirtschaftliche Zukunft zu sichern. Für viele Länder der sogenannten Dritten Welt bestehen die Exporte fast ausschließlich aus Rohkaffee. Von der Kaffee-Ernte hängt nicht nur das Auskommen der Kaffeebauern und der bei der Ernte im Akkord arbeitenden Taglöhner ab, sondern auch die wirtschaftliche Überlebensfähigkeit ganzer Länder. Auf lange Sicht werden sich der biologische Anbau und der faire Handel für alle Beteiligten auszahlen. Auch für uns. Der etwas höhere Preis für die hochwertigen Bohnen ändert nichts daran, dass eine gute Tasse Kaffee immer noch eines der preiswertesten Luxusgüter ist, das es gibt.

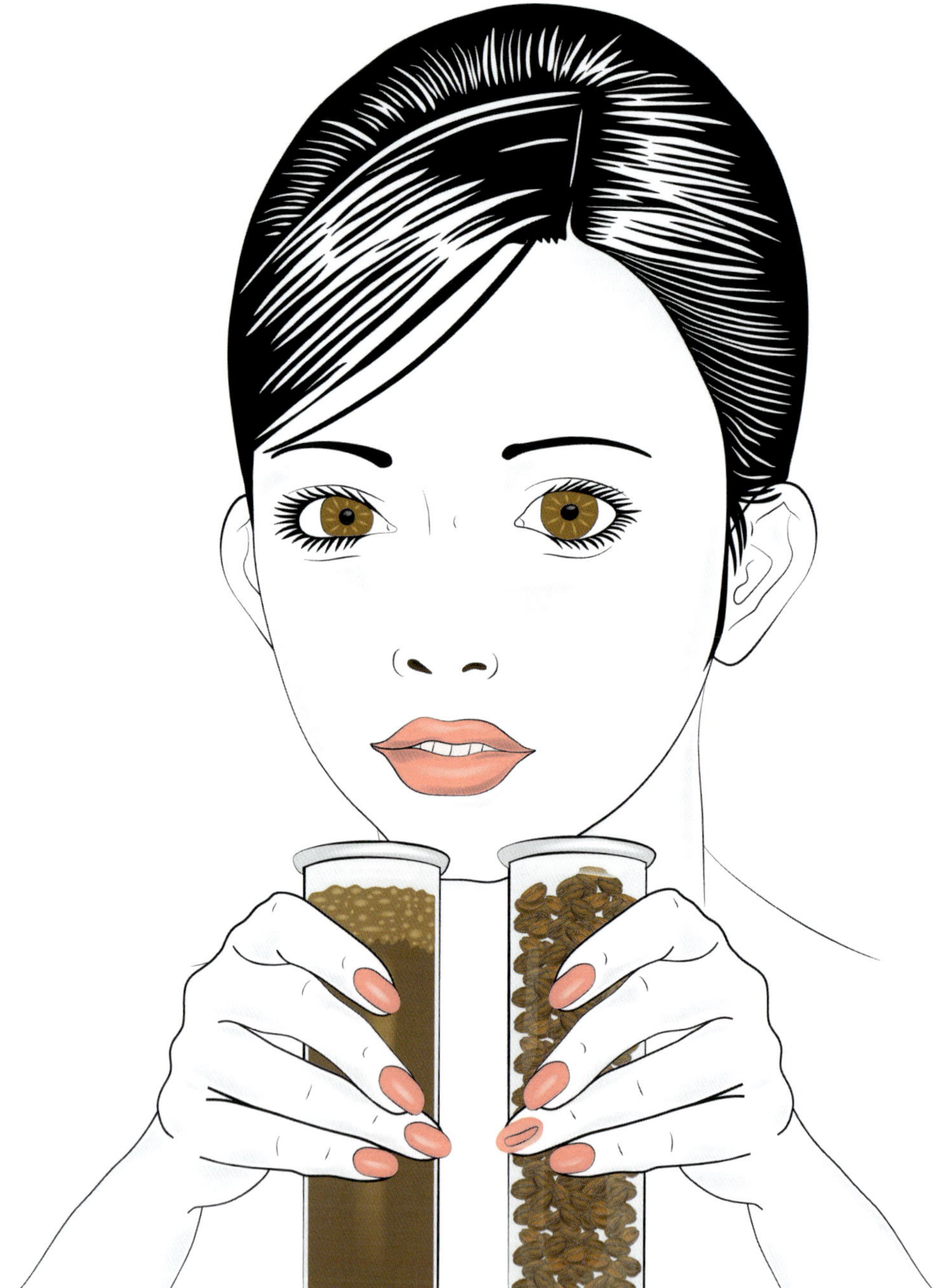

Die Biochemie des Kaffees ist für manche Lebensmittelchemiker eine Lebensaufgabe. Es gibt immer noch viel Neues zu entdecken.

Eine Bohne, tausend Inhaltsstoffe

Kaffeepflanzen und ihre Früchte, die Kaffeekirschen, haben einen hohen Gehalt an sekundären Pflanzenstoffen. Sie schützen die Pflanzen vor Fressfeinden, Bakterien und Pilzen, geben aber auch den reifen Kaffeekirschen ihre rote Farbe. Sekundäre Pflanzenstoffe schützen aber nicht nur die Pflanzen selbst und ihre Früchte. Viele davon kommen auch unserer Gesundheit und unserem Wohlbefinden zugute. Es kommt allerdings auf die Menge der konsumierten Stoffe an, oder wie es bei den Pflanzenheilkundigen seit Paracelsus heißt: Die Dosis macht das Gift. Ein Zuviel kann mitunter zu unangenehmer Wirkung führen, etwa Herzrasen oder Übelkeit. Das gilt besonders für Koffein, den bekanntesten und am besten erforschten sekundären Pflanzenstoff des Kaffees.

Der Hinweis im Titel auf tausend Inhaltsstoffe der Kaffeebohne ist keine Übertreibung, eher das Gegenteil. Derzeit sind fast 2000 verschiedene Wirkstoffe bekannt, die in der Kaffeebohne zu finden sind, und immer wieder werden neue entdeckt. Die technologischen Fortschritte bei der Analyse von Lebensmittelinhaltsstoffen und die Möglichkeiten zur Durchführung groß angelegter Studien mit oft zehntausenden Teilnehmern führen nicht nur dazu, dass die Inhaltsstoffe der Kaffeebohne mehr und mehr aufgeschlüsselt werden, sondern auch zu immer genaueren Erkenntnissen über deren Wirkung auf unseren Organismus. Neben dem Koffein konnte man eine ganze Reihe verschiedener Säuren im Kaffee identifizieren, die eine positive Wirkung auf verschiedene Organe ausüben, sowie eine ganz besondere Stoffgruppe, die dem Kaffee seine dunkle Farbe gibt: die Melanoidine.

Sehr gut erforscht sind die Aromastoffe des Kaffees. Man kennt etwa 30 Schlüsselaromen, mit deren Hilfe sich das klassische Kaffeearoma genau abbilden und sogar auf synthetische Weise nachbauen lässt. Aromen der Kaffeebohne sind nämlich auch in der pharmazeutischen Forschung von Bedeutung. Wir glauben gemeinhin, das Kaffeearoma nur mit der Nase wahrnehmen zu können. Tatsächlich wurden Rezeptoren für Aromastoffe auch in entlegenen Regionen unseres Körpers gefunden, wo wir sie nie vermuten würden: in der Lunge, im Magen, in den Blutgefäßen und sogar im Darm und in den Fortpflanzungsorganen. So liegt der Schluss nahe, dass Kaffee mit seinem Aroma und seinen Inhaltsstoffen auf alle diese Bereiche einwirkt. Eine Tasse Kaffee steigert unsere Leistungs- und Konzentrationsfähigkeit, hebt unser körperliches und psychisches Wohlbefinden. Das wissen wir aus eigener Erfahrung. Es zeichnet sich aber immer deutlicher ab, dass Kaffee auch bei der Vorbeugung bestimmter Erkrankungen hilfreich sein kann. Also wollen wir uns im Folgenden die Inhaltsstoffe des Kaffees, die eine so breit gefächerte Auswirkung auf unser Befinden haben, etwas genauer ansehen.

Koffein

Koffein ist der am besten bekannte Inhaltsstoff des Kaffees. Er hat auch eine beeindruckend lange Forschungsgeschichte, und an deren Beginn steht, Sie werden es kaum glauben, der Dichterfürst Johann Wolfgang von Goethe. Dieser war bekanntermaßen auch naturwissenschaftlich interessiert und schenkte einem Freund, dem Chemiker Friedlieb Ferdinand Runge (1794–1867) einen Sack Kaffeebohnen. Damit stachelte er den Forscherdrang Runges an, dem es schließlich im Jahr 1820 erstmals gelang, Koffein in reiner Form aus der Kaffeebohne zu isolieren.

Die Bezeichnung Koffein leitet sich direkt vom lateinischen Namen des Kaffeestrauchs, Coffea, ab. Koffein entsteht als Produkt des Stoffwechsels der Kaffeepflanze mithilfe der Photosynthese. Biochemiker ordnen das Koffein der Gruppe der Alkaloide zu. Das sind mehrere tausend vorwiegend in Pflanzen vorkommende Substanzen, stickstoffhaltige Verbindungen, und zum überwiegenden Teil in entsprechend hoher Dosierung giftig. Alkaloide können als Rauschmittel eine starke Wirkung auf den menschlichen Körper ausüben. In mäßiger Dosierung regen sie als milde Droge Herz und Kreislauf, Gehirn und Nerven an. In der Gruppe der Alkaloide finden wir neben Koffein auch Nikotin, Strychnin oder Meskalin und das dem Koffein sehr ähnliche Theophyllin im Tee oder das Theobromin im Kakao.

Vergleicht man die drei in unseren Heißgetränken Kaffee, Tee und Kakao enthaltenen Alkaloide Koffein, Theophyllin und Theobromin, so zeigt das Theophyllin die stärkste Wirkung auf unsere glatte Muskulatur, die sich vor allem in den

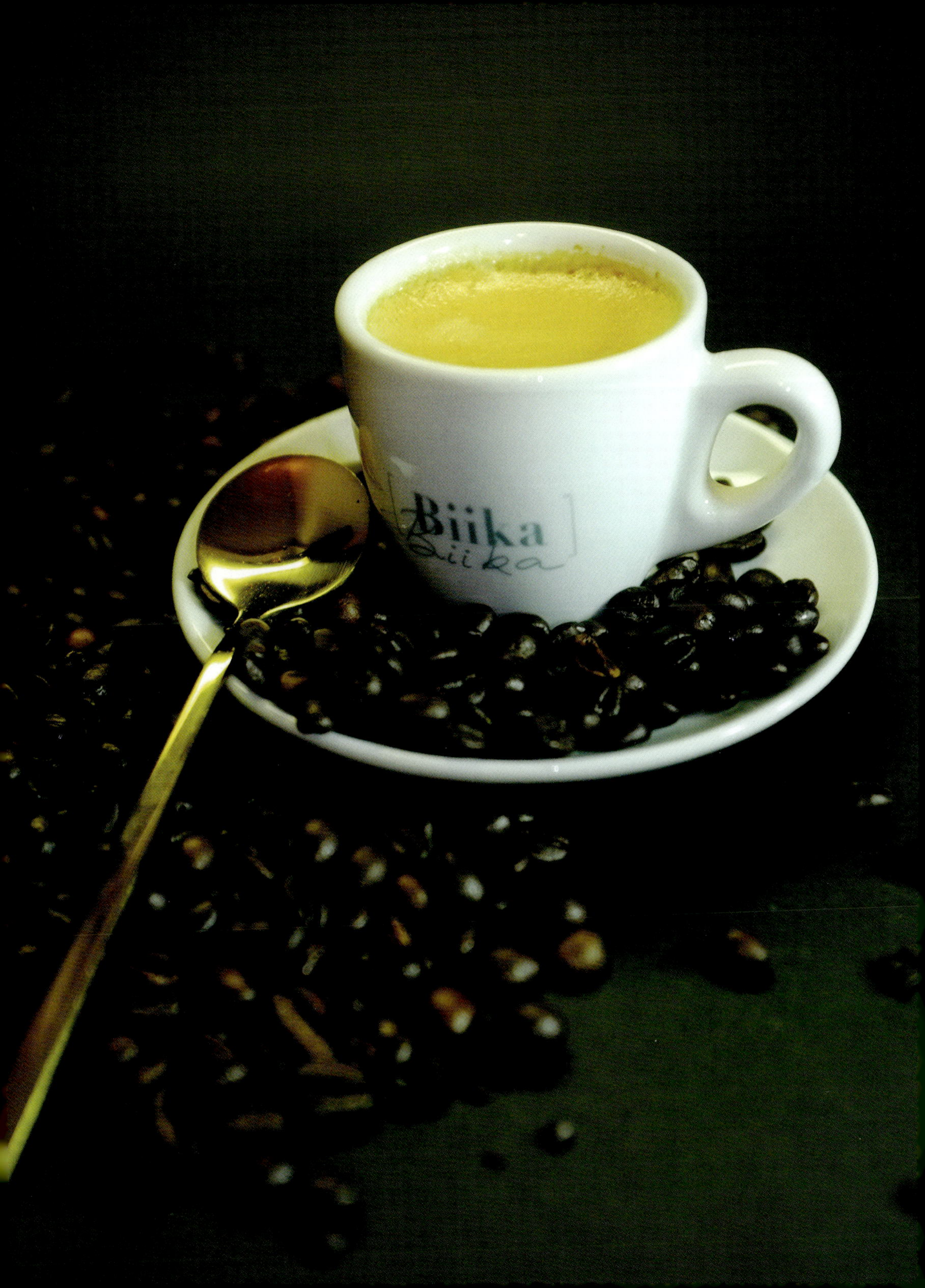
Biika
Biika

Bronchien, den Blutgefäßen und zum Teil auch im Herzmuskel findet. Außerdem regt es die Nierenfunktion stärker an als Koffein. Die dem Kaffee unterstellte starke Entwässerung ist ein Vorurteil, mit dem die wissenschaftliche Forschung schon längst aufgeräumt hat.

Koffein hat im Vergleich dieser drei eng verwandten Alkaloide die stärkste Wirkung auf das zentrale Nervensystem. Theophyllin hat eine geringere Wirkung, Theobromin gar keine. Deshalb macht Kaffee uns wach, Tee regt uns an, aber Kakao zeigt auf den Grad unserer Wachheit keinen Einfluss.

Der Koffeingehalt im Kaffee wird weder durch den Röstvorgang noch durch das Aufbrühen mit Wasser beeinflusst. Was die Kaffeebohne je nach ihrer Sorte an Koffein enthält, bleibt ihr erhalten. Bei der Zubereitung gehen etwa 90 Prozent des Koffeins aus der gemahlenen Bohne in die Tasse über und in der Folge, nach dem Genuss des Kaffees, in unseren Körper. Dort wird ein Zehntel des Koffeins direkt über die Nieren ausgeschieden. Der Rest wird in der Leber verstoffwechselt und kommt über das Blut vor allem unserem Gehirn und der glatten Muskulatur zugute. Nach und nach wird es über die Nieren ausgeschieden. Nach etwa vier bis fünf Stunden hat die Hälfte des aufgenommenen Koffeins unseren Körper schon wieder verlassen. Bei Theophyllin dauert das acht Stunden, bei Theobromin sogar noch etwas länger.

Während der vier bis fünf Stunden, in denen das Koffein in entsprechend hoher Konzentration im Blut durch unseren Körper kreist, kann es einiges bewirken. Gleich nach dem Kaffeegenuss, noch bei niedriger Koffeinkonzentration im Blut, werden zuerst Gebiete der Hirnrinde angeregt. Erst bei höherer Koffeinkonzentration kommt dann der Hirnstamm an die Reihe. Das hat zur Folge, dass Antrieb und Stimmung beeinflusst werden sowie die Konzentrationsfähigkeit, die Reaktions- und Lerngeschwindigkeit steigen. Diese Wirkung ist umso stärker, je tiefer die Ausgangslage ist, also je trüber die Stimmung, je geringer die Konzentrationsfähigkeit oder je größer die Müdigkeit ist. Arbeiten Hirn und Nervensystem bereits auf hohem Niveau, ist eine weitere Steigerung durch Koffein kaum mehr möglich. Die Wirkung des Koffeins hängt von der Dosis ab, aber zu viel davon kann unser gesteigertes geistiges und körperliches Wohlbefinden ins Gegenteil verkehren. Es kann Kreislaufstörungen, Herzrasen und Übelkeit bis zum Erbrechen hervorrufen. Die Europäische Behörde für Lebensmittelsicherheit hält bis zu 400 Milligramm Koffein, über den Tag verteilt, für gesunde Menschen für unbedenklich. Je nach Kaffeesorte entspricht das fünf bis acht Tassen á 150 Milliliter. Auch Schwangere müssen nicht auf den Koffeinkick verzichten, für sie gilt allerdings eine Beschränkung auf maximal 200 Milligramm Koffein pro Tag.

Von der Wirkung des Koffeins auf unsere glatte Muskulatur war schon die Rede. Vor allem sind das jene Muskeln, die für die Kontraktion von Bronchien und Blutgefäßen sorgen. Im Gegensatz zu den Skelettmuskeln können wir die glatte Muskulatur nicht willentlich an- und entspannen. Koffein kann aber diese Muskeln entspannen und auf diese Weise als eine Art Krampflöser wirken. Allerdings wirkt Koffein auf die Blutgefäße der Hirnhaut, die sogenannten Meningealgefäße, genau umgekehrt. Es entspannt die Gefäße nicht, sondern bewirkt eine verstärkte Kontraktion. Dadurch wird die Hirnhaut stärker durchblutet und beispielsweise auch Kopfschmerz gelindert. Viele Kopfschmerztabletten enthalten aus diesem Grund Koffein. Man muss allerdings anmerken, dass die Stärke der Wirkung von Koffein von Mensch zu Mensch verschieden sein kann.

Außer in Kopfschmerztabletten findet sich Koffein noch in einer Reihe anderer Medikamente, etwa zur Behandlung von Herzschwäche, Nervenschmerzen, asthmatischen Anfällen oder allergischen Erkrankungen. Es gibt homöopathische Zubereitungen aus grünen Kaffeebohnen (Coffea cruda) gegen Schlaflosigkeit, nervöse Herzbeschwerden, Migräne und krankhaft vermehrten Harnfluss sowie Homöopathika aus stark gerösteten Kaffeebohnen gegen Schlafstörungen und Neuralgien.

Aromastoffe

Sie machen den Kaffee einzigartig und sorgen dafür, dass jede Kaffeesorte anders schmeckt: die Aromastoffe. Durch Herkunft, Röstzeit und -temperatur, Mahlgrad und die Art der Zubereitung werden die Aromastoffe beeinflusst und geben dem Kaffee seine spezielle Signatur. Die Aromastoffe entscheiden darüber, ob uns ein bestimmter Kaffee schmeckt oder nicht. Es ist selten der reine Geschmack, der dieses Empfinden auslöst. Geschmack empfinden wir, physiologisch betrachtet, nur im Mund. Aber zum Geschmack des Kaffees gehört untrennbar sein Geruch.

Stellen Sie sich vor, wie Sie vor der Kaffeemaschine stehen und darauf warten, dass sich die Tasse füllt. Der betörende Duft des frischen Kaffees aktiviert schon in diesem Moment tausende von Geruchsrezeptoren in Ihrer Nase. Neuronen senden über die Riechnerven Signale an Ihr Gehirn. Innerhalb von Millisekunden werden dort im Assoziationskortex der Hirnrinde Nervenareale angesprochen, in denen diese Geruchseindrücke mit den im Laufe Ihres Lebens abgespeicherten Erfahrungen verglichen und verbunden werden. Was Sie dann als so anregendes Aroma empfinden, ist diese Verbindung aus Erfahrung und aktueller Wahrnehmung. Kaffeeduft vermittelt meist einen guten Eindruck, eine Vorfreude auf den Kaffeegenuss. Denn unsere Psyche weiß aus Erfahrung, dass Kaffee die Stimmung hebt und den Antrieb steigert.

Aromastoffe hatten in der Evolutionsgeschichte des Menschen von Anfang an große Bedeutung. Wie bei allen Tieren und Pflanzen dienen uns die Aromastoffe als Signale für bestimmte Eigenschaften und Reaktionen. So erkennen wir am Geruch, ob ein Nahrungsmittel essbar oder verdorben ist. Darüber sollten wir uns im Klaren sein, bevor wir es in den Mund stecken und schlucken.

Verantwortlich für unseren Geruchssinn sind etwa 350 unterschiedliche Arten von Geruchsrezeptoren. Die Anzahl der bekannten Aromastoffe ist allerdings um ein Vielfaches höher. Das stört unseren Geruchssinn aber nicht, weil sich jeder Aromastoff an mehrere Geruchsrezeptoren binden kann. Aus der Summe der Bindungen an die unterschiedlichen Rezeptoren ergibt sich ein Muster. Liegen wie beim Kaffeearoma hunderte verschiedene Aromen vor, so motivieren die Geruchsrezeptoren die Neuronen zu einem regelrechten Feuerwerk in unserem Gehirn. Hirnforscher bezeichnen die Informationsweitergabe der Neuronen bekanntlich als „feuern“, und beim Kaffeearoma haben die Neuronen eine Menge an Informationen weiterzugeben, also zu „feuern“.

Ein Großteil der fast 2000 verschiedenen Inhaltsstoffe des Kaffees besteht aus Aromastoffen. Sie sind meist nur in geringen Anteilen oder als andere chemische Verbindungen in der rohen Kaffeebohne vorhanden und bilden sich erst während des Röstprozesses. Diesen Vorgang bezeichnet man – wie bereits erwähnt – als Maillard-Reaktion. Er läuft in allen Lebensmitteln ab, sobald diese erhitzt werden, vorausgesetzt sie enthalten Zucker und Aminosäuren (Eiweißbausteine). Die knusprige und duftende Kruste eines Bratens entsteht auf die gleiche Weise. Über die Art des Duftes entscheidet aber die Zusammensetzung von Zucker und verschiedenen Aminosäuren. Nur diese gibt den Kaffeebohnen das charakteristische Röstaroma.

Bei der biochemischen Erforschung des Kaffees ist es schon weitgehend gelungen, all die vielen Substanzen zu analysieren und chemisch zu identifizieren, die beim Kaffeerösten das Aroma freisetzen. Bei einem Großteil dieser Stoffe handelt es sich um leicht flüchtige ätherische Öle, die nicht für sich allein, sondern nur in ihrer Summe den unverkennbaren Kaffeeduft hervorbringen. Werden diese Stoffe gekocht, also bei der Zubereitung des Kaffees mit kochend heißem Wasser überbrüht, verbindet sich ein Teil ihrer Moleküle zu starken oxidationsbekämpfenden Stoffen. Diese Antioxidantien im Kaffee machen diesen nicht nur für unseren Genuss, sondern auch für unsere Gesundheit wertvoll.

Übrigens: Die Forschung an – rohen wie gerösteten – Kaffeebohnen führt immer noch und immer wieder zu Überraschungen. So entdeckten vor Kurzem australische Forscher im Kaffee einen Stoff, der ähnlich den Alkaloiden des Schlafmohns morphinartige Eigenschaften aufweist. Diese Alkaloide wirken euphorisierend, schmerzstillend und beruhigend. Auch bei der geringen Menge, in der sie im Kaffee vorkommen, lässt sich vermuten, dass nicht nur das Koffein unsere Stimmung hebt. Diese Alkaloide machen auch entkoffeinierten Kaffee zu einer sanften Wohlfühldroge!

Melanoidine

Was dem Kaffee seine dunkle, fast schwarze Farbe gibt, nennen die Lebensmittelchemiker Melanoidine. Sie sind eine Gruppe von Stoffverbindungen, eine Art von Farbpigmenten, die wie die Aromastoffe zum größten Teil beim Röstvorgang entstehen. Allerdings können diese im Kaffee in relativ großer Menge vorhandenen Moleküle mehr als bloß den Kaffee schwarz färben. Die Melanoidine können oxidativen Stress unserer Körperzellen neutralisieren, sie sind effektive Fänger von freien Radikalen. Bei einem internationalen Ärztekongress 2016 in Wien sorgte die Aussage einer Studie für gehöriges Aufsehen: Kaffee ist als Lieferant von Antioxidantien durchaus mit frischem Obst und Gemüse vergleichbar! Und diese Aussage ist durch eine breite Basis an wissenschaftlichen Untersuchungen untermauert.

Freie Radikale sind molekulare Bruchstücke, die bestrebt sind, durch die Aufnahme oder Abgabe eines Elektrons mit jedem erreichbaren Molekül eine Verbindung einzugehen. Diese Kontaktfreudigkeit der freien Radikale tut unseren Körperzellen gar nicht gut. Sie werden durch das Andocken der Bruchstücke geschädigt, wodurch eine ganze Kettenreaktion von Zellzerfall bewirkt werden kann. Freie Radikale sind in der Lage, bestimmte Gene zu aktivieren, wodurch dem Organismus die Kontrolle über die Zellteilung entzogen wird. Es können sich Tumore bilden.

Freie Radikale spielen auch eine Rolle beim Entstehen von Arthritis und Arteriosklerose und beschleunigen das Altern. Damit verbunden ist eine schwächer werdende Immunabwehr und verringertes Leistungsvermögen. Nach dem heutigen Stand der Wissenschaft sind freie Radikale nicht nur für die Bildung vieler Arten von Krebs verantwortlich, sondern auch für das vorzeitige Altern sowohl der einzelnen Zellen wie des gesamten Organismus.

Natürlich lässt uns die Natur im Kampf gegen die freien Radikale nicht allein. Sie hat unseren Körper mit einer Reihe von Schutzfunktionen gegen diese aggressiven Bruchstücke ausgestattet. Eine wichtige Rolle spielen dabei die Antioxidantien. Kommen die freien Radikale mit diesen in Berührung, werden sie von diesen an sich gebunden, quasi eingefangen, und können die Zellen nicht mehr schädigen. Kaffee liefert nicht nur Antioxidantien, er bewirkt auch eine geringfügige Ausdehnung der Blutgefäße. So kann das Blut leichter durchfließen und die Schadstoffe – auch die an die Antioxidantien angedockten und damit unschädlich gemachten freien Radikale – rascher abtransportieren und der Ausscheidung zuführen.

Auf die Jagd nach freien Radikalen gehen aber nicht nur Stoffe aus der Gruppe der Melanoidine. Auch eine zweite Gruppe von Inhaltsstoffen des Kaffees beliefert uns mit Antioxidantien: die Chlorogensäuren in einer Vielzahl von Varianten.

Chlorogensäuren

Der Anteil aller Säuren in den grünen Kaffeebohnen beträgt zwischen vier und zwölf Prozent. Zu den wichtigsten zählen die Chlorogensäuren, die in keinem anderen Lebensmittel vergleichbar stark konzentriert sind. Am stärksten ist die Konzentration in den grünen Schalen der Kaffeekirschen. Seit zumindest einem Jahrtausend ernten bolivianische Schamanen die unreifen Kaffeekirschen, vermahlen die grünen Schalen mit Wasser zu einem Brei und behandeln damit Erkrankungen wie Pilzbefall, krebsartige Geschwüre oder Leberschäden.

Wir nehmen die gesundheitsfördernden Antioxidantien der Chlorogensäuren mit jeder Tasse Kaffee zu uns, und zwar einen regelrechten Cocktail davon. Die Chlorogensäuren kommen in einer Vielzahl von unterschiedlichen Varianten im Kaffee vor. Allen gemeinsam ist der starke antioxidative Effekt, wie eine Reihe von wissenschaftlichen Studien belegt. Ein besonderer Vorteil des Kaffeetrinkens ist dabei,

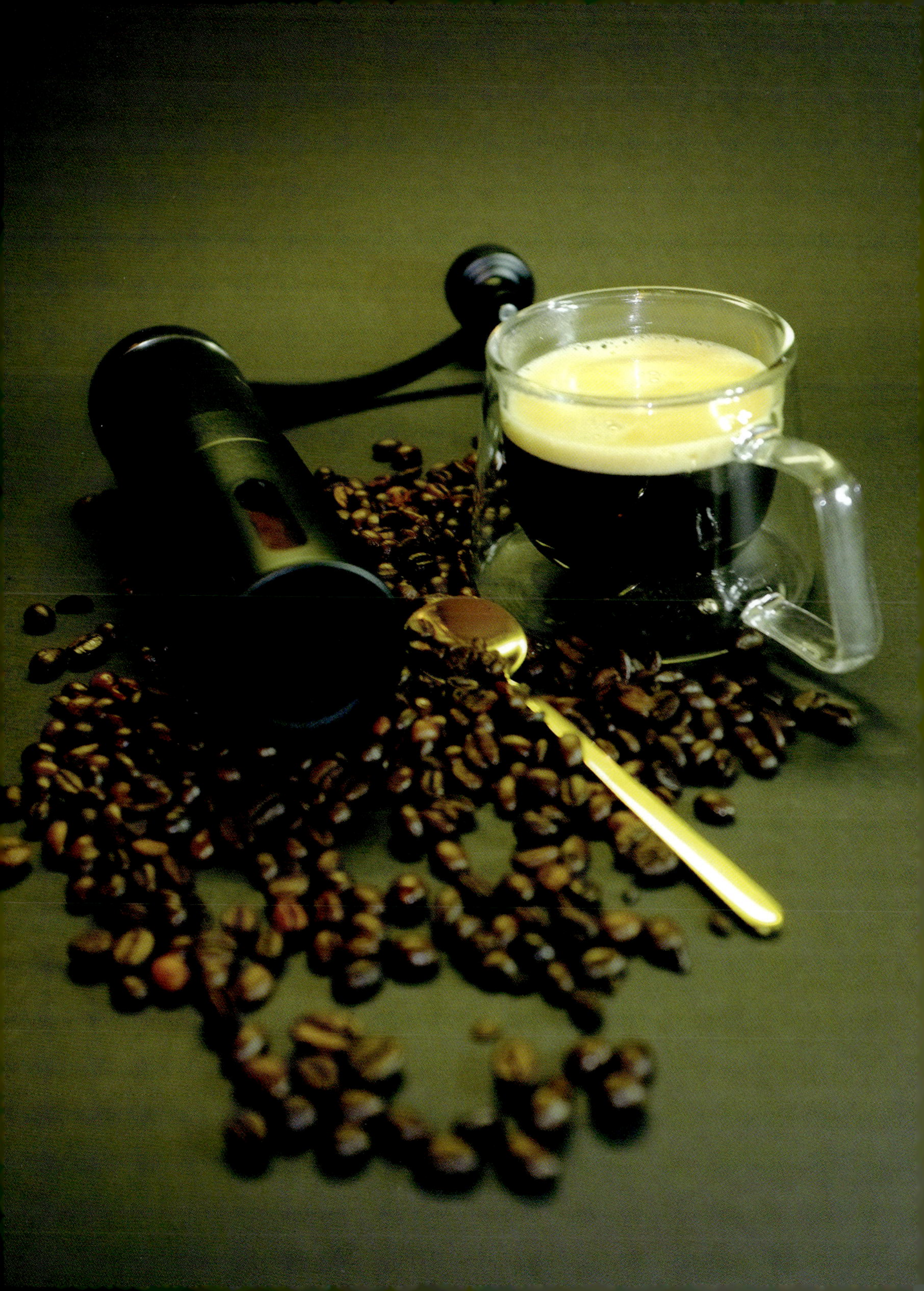

dass die segensreichen Säuren über das Trinken im gesamten Körper zur Wirkung kommen können. In Untersuchungen wurde nachgewiesen, dass die ebenfalls antioxidativ wirksamen Spaltprodukte der Chlorogensäuren über den Blutkreislauf in alle Regionen des Körpers transportiert werden. Die antioxidative Wirkung der Chlorogensäuren innerhalb des Körpers kann zwar unterschiedlich sein und von verschiedenen Faktoren abhängen. Sie ist aber in jedem Fall vorhanden, und damit ist auch ein möglicher Grund dafür gefunden, dass Kaffeetrinker im Vergleich zu Nicht-Kaffeetrinkern seltener an manchen Erkrankungen leiden, bei denen der oxidative Stress der Zellen eine Rolle spielt.

Die Chlorogensäuren werden nach dem Rösten zum Teil abgebaut. Es entstehen aus den Abbauprodukten andere Stoffverbindungen. Etwa aus dem Alkaloid Trigonellin die Nikotinsäure, die unser Körper nach dem Kaffeegenuss in das B-Vitamin Niazin umwandelt. Die gerösteten Kaffeebohnen enthalten außer den Chlorogensäuren viele andere Säuren, unter anderem Linolsäure, Essigsäure, Zitronensäure, Oxalsäure und sogar Spuren von Buttersäure. In Summe haben die Forscher bislang mehr als 80 Säuren im Kaffee identifiziert. Alle diese Säuren beeinflussen den Geschmackscharakter des Kaffees. Sie fördern überdies die Salzsäurebildung im Magen und regen den Gallenfluss an.

Vitamine und Mineralstoffe

Nach einer Analyse der Università del caffè in Triest findet man in einer Arabica-Kaffeebohne normaler Röstung 30 % Kohlenhydrate, 13 % Fette, 9 % Eiweiß, 4,5 % Säuren, 4 % Mineralstoffe, 3,7 % Chlorogensäuren, 2,5 % Wasser, 1,2 % Koffein, 0,4 % nichtflüchtige Säuren, 0,4 % Trigonellin, 0,25 % Essigsäure, 0,1 % flüchtige Aromastoffe, 0,1 % Ameisensäure, 0,02 % Nikotinsäure und immerhin noch über 30 % unbekannte Substanzen.

Außerdem enthält Kaffee Vitamine der B-Gruppe wie Riboflavin (B2), Niacin (Nikotinsäure, Nikotinamid, B3), Pantothensäure (B5) und Pyridoxin (B6). Diese Vitamine zählen zu den essenziellen, also lebenswichtigen Nährstoffen. Unser Körper braucht sie zur Energiegewinnung, für den Eiweiß-, Fett- und Kohlenhydratstoffwechsel, für das Nervensystem und die Blutbildung und nicht zuletzt für die ständige Regeneration der Haut und das Haarwachstum. Ernährungsphysiologisch ist die Nikotinsäure besonders interessant, denn schon mit einer Tasse Kaffee deckt ein Erwachsener etwa fünf Prozent seines Tagesbedarfs.

An Mineralstoffen enthält eine geröstete Arabica-Kaffeebohne etwa vier Prozent, davon gehen beim Aufbrühen des gemahlenen Kaffees rund 90 Prozent in den Kaffee in der Tasse über. Die Zusammensetzung der Mineralstoffe schwankt in einem gewissen Rahmen je nach den Anbaubedingungen der Kaffeepflanze. Man findet im Allgemeinen größere Anteile von Kalzium, Kalium, Magnesium und Phosphor, während Schwefel, Mangan und Eisen nur in Spuren vorkommen. Für unseren Körper sind Mineralstoffe lebenswichtig. Sie regulieren die Durchlässigkeit der Zellmembranen und Kapillaren, steuern die Erregbarkeit von Muskeln und Nerven, halten das Säure-Basen-Gleichgewicht aufrecht und wirken am gesamten Baustoffwechsel des Organismus mit, besonders bei Knochen und Zähnen.

Kohlenhydrate werden beim Röstvorgang des Kaffees zum Teil in wasserunlösliche Zuckerverbindungen, vor allem Mehrfachzucker, umgewandelt. Sie bleiben nach dem Aufbrühen des Kaffees zum größten Teil im Kaffeesatz zurück und gelangen nicht in die Tasse. Von ähnlich geringer Bedeutung für den Kaffee in unseren Tassen sind die in der Kaffeebohne enthaltenen Eiweißverbindungen. Sie werden durch Hitzeeinwirkung weitgehend abgebaut oder verbinden sich mit anderen Stoffen. Ganz anders sieht das bei den in der Kaffeebohne enthaltenen Fetten aus.

Die Lipide oder Kaffeeöle stecken hauptsächlich in den Zellen der Kaffeebohnen. Ein kleiner Teil überzieht auch als Kaffeewachs die Oberfläche der Bohnen. Der Fettanteil in der Kaffeebohne ist relativ hoch. Man merkt das vor allem beim Reinigen der Kaffeemühle: Die Rückstände des trockenen Kaffeepulvers können durchaus einen etwas fettigen Eindruck machen. Weil die Fette aber im heißen Wasser während dessen kurzer Einwirkzeit nicht zur Gänze gelöst werden, geht nur ein Teil davon in den Kaffee in unserer Tasse über. Das sind vor allem Triglyceride und Diterpene. In den Fetten sind einige Säuren enthalten, die von Menschen mit empfindlichem Magen nicht gut vertragen werden. Deshalb versucht man bei der Aufbereitung von Schonkaffee den Bohnen diese Fette und damit die Säuren weitestgehend zu entziehen.

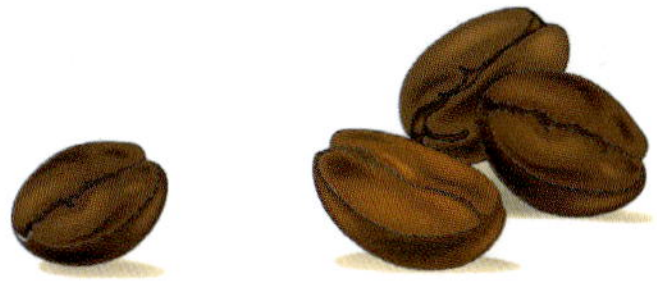

Acrylamid

Seit zehntausenden Jahren erhitzt der Mensch seine Nahrung mittels Feuer. Dass dabei in den Nahrungsmitteln Acrylamid entsteht, wissen wir allerdings erst seit 2002. Der menschliche Organismus hatte seit der Nutzbarmachung des Feuers für die Speisenzubereitung Zeit, sich mit dieser Substanz vertraut zu machen. Das körpereigene Abwehr- und Entgiftungssystem hat gelernt, mit diesem wie mit anderen Schadstoffen umzugehen und sie aus dem Körper zu entfernen.

Trotzdem sorgte die Entdeckung des Acrylamids im Jahr 2002 in bestimmten Kreisen für eine regelrechte Hysterie, denn Acrylamid wurde als krebserregend eingestuft. Man bezog sich dabei auf Tierversuche, bei welchen Acrylamid bei Laborratten tatsächlich Krebs auslöste. Allerdings wurde den armen Tieren eine Dosis verabreicht, die bis zu 100.000 mal höher lag als jene, die ein Mensch bei normaler Ernährung zu sich nehmen kann. Inzwischen gibt es ganze Reihen von Studien und die Forschungsergebnisse haben die Angst vor Acrylamid relativiert. Jedenfalls deutet vieles darauf hin, dass das Gefährdungspotenzial von Acrylamid für den Menschen erheblich geringer ist als ursprünglich befürchtet.

Was ist aber dieses Acrylamid eigentlich? Es entsteht immer, wenn kohlenhydratreiche Lebensmittel erhitzt werden, also beim Backen, Braten, Frittieren und Rösten von Lebensmitteln. Man findet es in Kartoffelpuffern, Pommes frites, Bratkartoffeln, Kartoffelchips und Kroketten, aber auch in Brot, Knabbergebäck und Frühstücksflocken – und ja, auch im Kaffee. Es entsteht beim Rösten der Bohnen, gemeinsam mit den Aromastoffen.

Inzwischen weiß man, dass Acrylamid selbst zunächst nicht krebserregend ist. Wird es über die Nahrung aufgenommen, erkennt es unser Organismus als Fremdstoff ohne Nutzen und scheidet es über das körpereigene Entgiftungssystem aus. Im Verlauf dieses Prozesses kann aber eine Zwischenstufe entstehen, das sogenannte Glycidamid, und das kann tatsächlich krebserregend sein. Glycidamid entsteht vor allem, wenn man zusammen mit acrylamidhaltigen Lebensmitteln Alkohol zu sich nimmt. Kartoffelchips und Bier sind aus dieser Sicht keine gute Kombination, Kaffee und Cognac auch nicht.

Acrylamid ist wasserlöslich und gelangt somit in die Tasse, je nach Kaffeesorte und Art der Zubereitung in unterschiedlichen Mengen. Dennoch konsumieren wir mit dem trinkfertigen Kaffee vergleichsweise wenig von dem Stoff. Laut einem Test der Zeitschrift „Ökotest“ von 2012 lagen damals 15 von 23 analysierten Kaffeesorten unterhalb des sogenannten Signalwerts von Acrylamid. Weil es den Gesundheitsbehörden aus wissenschaftlicher Sicht nicht möglich ist, einen Grenzwert festzusetzen, ab welcher Konzentration Acrylamid gefährlich werden kann, weicht man auf den Signalwert aus. Dieser soll sicherstellen, dass man bei einem durchschnittlichen täglichen Kaffeekonsum nicht zu viel Acrylamid zu sich nimmt. Die Frage, warum es diesen Signalwert für Kaffee gibt, nicht aber für Bratkartoffeln, muss wohl unbeantwortet bleiben. Geht es aber um den Zusammenhang zwischen Krebs und Kaffeekonsum, dann zeigen viele große Studien, dass Kaffeetrinker seltener daran erkranken als Kaffeeabstinente. Und obwohl man das Thema Acrylamid nicht ignorieren sollte – es betrifft ja nicht nur den Kaffee – gibt es keine Gründe für die Annahme, dass sich Kaffeegenuss schädlich auswirken könnte.

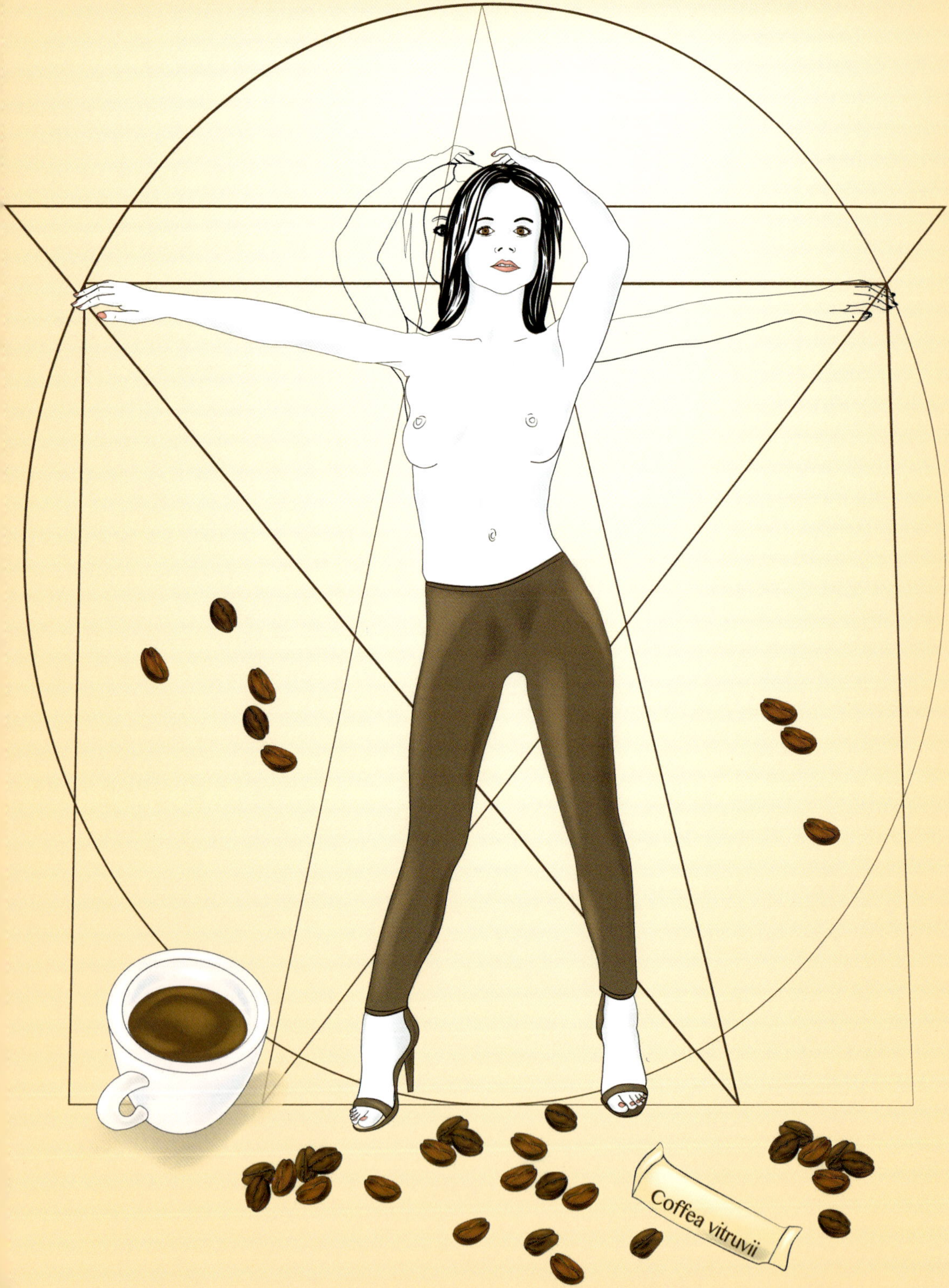
Coffea vitruvii

Kaffee tut dem ganzen Körper gut. Er hebt die Stimmung und steigert die Leistungsfähigkeit.

Die Wohlfühlbohne

Vielleicht können Sie sich noch an die Zeit erinnern, als die erste Empfehlung so mancher Hausärzte bei fast jeder Art von Beschwerden war: Trinken Sie keinen Kaffee! Für diese Empfehlung gab es eigentlich keinen Grund, denn wissenschaftliche Studien zur Wirkung des Kaffeegenusses auf unsere Gesundheit gab es nicht. Das einzige, worauf sich diese Mediziner stützen konnten, waren unbewiesene Theorien, wonach es durch Kaffeekonsum zur Übersäuerung des Körpers und zu Schlackenbildung kommen solle. Für manche Gesundheitsesoteriker ist Kaffee noch immer ein gerne genutztes Feindbild. Das hat weniger mit dem Kaffee selbst und schon gar nichts mit Fakten zu tun, sondern eher mit dem Machtanspruch, Menschen grund- und sinnlos etwas verbieten zu wollen. Aber egal, heute wissen wir es besser, denn eine Vielzahl von Studien aus den letzten Jahrzehnten, zum Teil Metaanalysen, also zusammenfassende Studien vieler Einzeluntersuchungen, zeigt uns punktgenau, wo uns Kaffee nützt und wo er uns eventuell schaden könnte. Es kann schon vorweg behauptet werden: In Summe gesehen tut uns Kaffee gut!

Natürlich lässt sich trotz der schon unüberschaubaren Menge von Studien zur Wirkung des Kaffees keine allgemein gültige Aussage für jeden einzelnen Menschen treffen. Denn jeder Mensch ist anders und hat seine Besonderheiten. Aber die Studien sind eine gute Hilfe zur Orientierung. Man kann immerhin davon ausgehen, dass eine Wirkung, die bei einer sehr großen Anzahl von Menschen auftritt, auch bei einem Einzelnen mit hoher Wahrscheinlichkeit in dieser Weise auftreten wird.

Kaffee bietet uns nicht nur ein Geschmackserlebnis. Er ist auch eine Art Aromatherapie, die man trinken kann. Das ist eine vielleicht nicht ganz übliche Sichtweise, aber sie ist durchaus begründet. Die psycho-olfaktorische Wirkung, also der Einfluss von Gerüchen auf unsere Psyche, ist nach den Erkenntnissen der Hirnforschung unbestreitbar. Und egal, mit welchen Heilsversprechen modische Energy-Drinks auch beworben werden: Kein anderes Getränk konnte bisher dem Kaffee als Wachmacher und Stimmungsaufheller das Wasser reichen. Kein anderes Getränk verwöhnt uns nämlich schon vor dem ersten Schluck mit einem betörenden Bukett von Aromen.

Ein Tagesbeginn ohne Kaffee ist für die meisten von uns kaum vorstellbar. Erst eine Tasse duftenden Kaffees macht den Morgen zu einem guten Morgen. Kaffee macht uns erst richtig wach. Er bringt unser Gehirn auf Touren, kurbelt den Stoffwechsel an, steigert die Schlagkraft des Herzens, erweitert die Blutgefäße – er wirkt regelrecht vom Scheitel bis zur Sohle. Und das nicht nur am Morgen, sondern immer, wenn wir uns müde oder abgespannt fühlen. Kaffee mobilisiert unsere Energiereserven, und zwar die geistigen wie die körperlichen gleichermaßen.

Aktivator für die Energiereserven

Egal, was wir tun – auch wenn wir gar nichts tun – unser Körper verbraucht Energie. So lange wir leben, muss jede einzelne Zelle unseres Körpers funktionieren, und das tut sie nur, wenn sie mit Energie versorgt wird. Das gilt in besonderem Maß für die Zellen unseres Gehirns. Das Gehirn macht zwar weniger als fünf Prozent unseres Körpergewichts aus, verbraucht aber 25 Prozent unserer Energie. Wer vorwiegend mit dem Kopf arbeitet, kann öfters einen Punkt der geistigen Erschöpfung erreichen. In solchen Momenten wird uns alles zu viel, wir müssen uns dann zurücklehnen oder einen Spaziergang machen – oder eine Kaffeepause.

Die Natur hat für uns ein recht schlaues Verfahren entwickelt, um eine Überreizung unseres Gehirns möglichst zu vermeiden. Beim Verbrauch von Energie wird ein Molekül freigesetzt, das sogenannte Adenosin, das sich an spezielle Adenosin-Rezeptoren bindet und dem Organismus meldet: Der Energieverbrauch ist zu hoch, schalte etwas zurück! Kurz gesagt, wir werden müde, reduzieren deshalb unsere Aktivität, und der Energieverbrauch sinkt. Koffein hat allerdings die Fähigkeit, sich ebenfalls an Adenosin-Rezeptoren zu binden und diese damit für das körpereigene Adenosin zu blockieren. Die Aufforderung zur Senkung des Energieverbrauchs kommt deshalb nicht im Organismus an. So haben wir noch etwas länger Energie zur Verfügung, etwa so wie der letzte Strich auf dem Handy-Display uns signalisiert: Ein bisschen geht noch, aber der Akku ist bald leer, also Ladegerät anstecken. Genauso merken wir nämlich auch trotz Koffein, wann es Zeit ist, Pause zu machen und die Energiespeicher wieder aufzufüllen. Denn die Wirkung des Koffeins hält nicht allzu lange an.

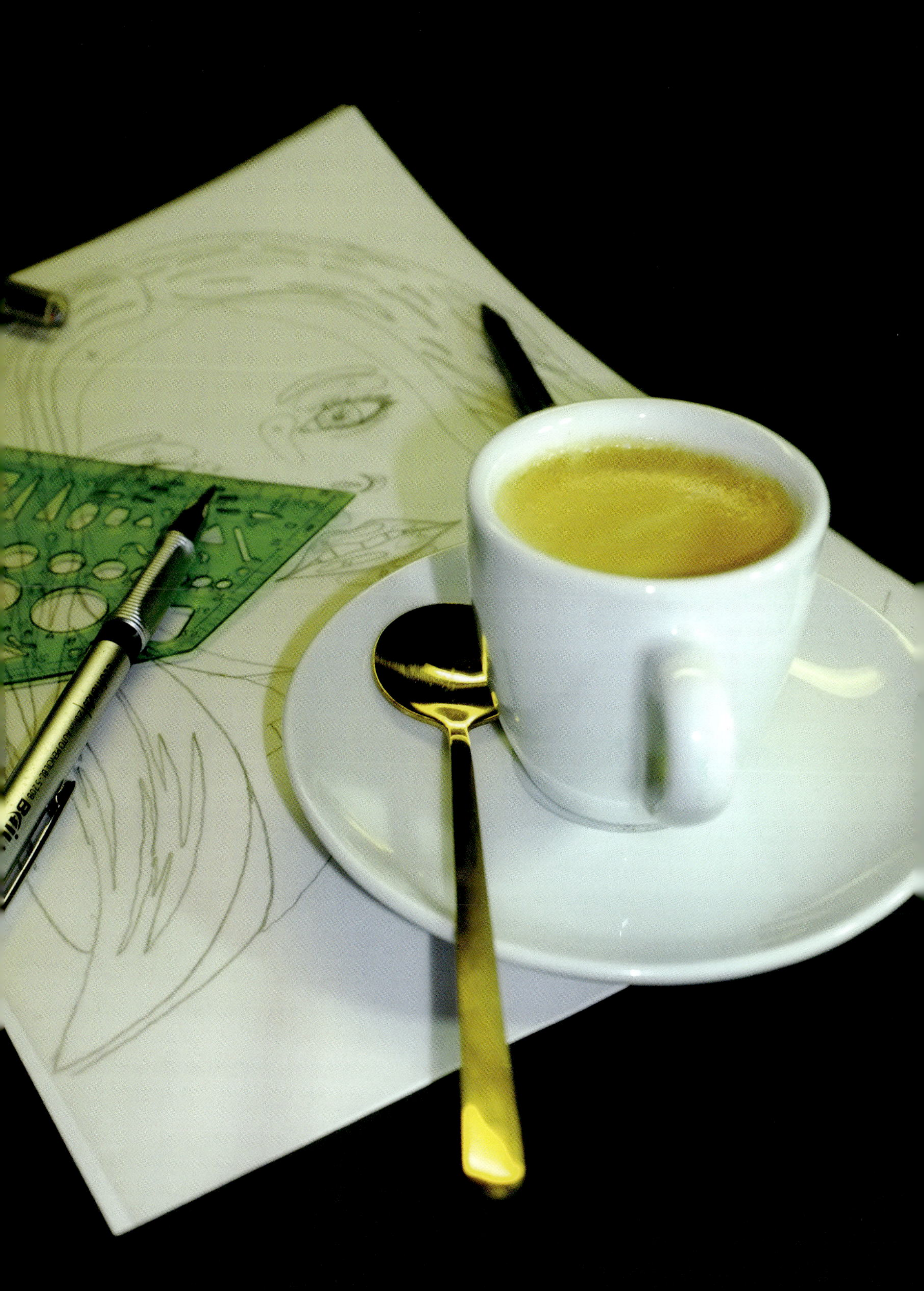

Es ist auch nicht das Koffein selbst, das uns wach macht. Das Koffein verhindert nur, dass uns das ausgeschüttete Adenosin müde machen kann. Im Allgemeinen setzt dieser Effekt schon nach einer Tasse Kaffee ein. Jede weitere Tasse steigert ihn noch ein wenig, aber nur bis zu einem bestimmten Punkt. Wir spüren den Effekt umso mehr, je müder wir sind.

Dass Kaffee die Konzentration, Aufmerksamkeit und Merkfähigkeit über eine bestimmte Zeitspanne verbessert, wurde in den letzten Jahren mit einer Reihe von Studien wissenschaftlich belegt. Die Untersuchungen zeigten, dass es den meisten Testpersonen nach dem Genuss von Kaffee leichter fiel, einen Text auswendig zu lernen, Rechenaufgaben oder Rätsel zu lösen. Solche Aufgaben wurden mit Kaffee im Körper nicht nur besser, sondern auch schneller bewältigt. In Experimenten einer Schweizer Forschergruppe wurde nachgewiesen, dass allein die Koffeinmenge einer einzelnen Tasse Espresso die geistige Leistungsfähigkeit der Versuchspersonen um bis zu zehn Prozent steigern konnte.

Zum Teil sind an dieser Leistungssteigerung auch die Aromastoffe beteiligt. Sie heben nämlich die Stimmung und damit die positive Einstellung gegenüber der gestellten Aufgabe. Das Gehirn wird quasi über die Geruchsempfindung zur Leistung angeregt. Aus der Verhaltensbiologie weiß man, wie stark unsere Stimmung und unser Wohlgefühl durch das Geruchsempfinden beeinflusst werden.

Stimulans für Geist und Körper

Kaffee wird von der breiten Bevölkerung in einem Großteil der Welt als Muntermacher und Mittel zur kurzfristigen Regeneration der geistigen und körperlichen Kräfte geschätzt. Ob Kopf- oder Muskelarbeiter, Frauen oder Männer, Schüler oder Rentner – sie alle gönnen sich von Zeit zu Zeit das aromatische Naturgetränk. Die Arbeit geht dann wieder flotter von der Hand und es fällt leichter, sich zu konzentrieren.

Der Kaffee liefert uns Stimulantien, nach denen der Mensch zumindest seit der Antike gesucht hat. Die Athleten im alten Griechenland versuchten es mit Hafer. Sie dachten, dass im Hafer viel Energie stecken müsse, weil Pferde über eine so enorme Ausdauer verfügen. Aber so gesund Haferflocken auch sind, bringen sie für eine kurzfristige Leistungssteigerung nicht viel. Wir sind eben keine Pferde. Dafür haben wir heute den Kaffee.

Früher musste man einfach ausprobieren, was zu einem gewünschten Effekt führt und was nicht. Heute haben wir ausgeklügelte Verfahren, um die Reaktion unseres Körpers auf verschiedene Substanzen genau zu messen und darzustellen.

Geht es um die Messung von geistiger Aktivität, kann sich die Hirnforschung auf die sogenannte Magnetresonanztomografie stützen. Dabei wird das Hirn quasi durchleuchtet. Aber anders als beim Röntgen wird das Bild dreidimensional vom Computer berechnet. So lässt sich in Echtzeit beobachten, was im Gehirn nach dem Genuss von Kaffee passiert. Werden bestimmte Regionen aktiver, wird die stärkere Durchblutung sichtbar. Je nach Aktivierungsgrad erscheinen bestimmte Bereiche gelb oder, wenn die Aktivierung besonders hoch ist, sogar tiefrot. Trinken die Testpersonen Kaffee, stellt man fest, dass besonders die linke Kleinhirnhälfte, das Putamen, die Insula, der Thalamus und die rechte Großhirnrinde aktiviert werden. Alles Bereiche, die für Aufmerksamkeit und motorische Fähigkeiten bedeutsam sind. In Bezug auf das Langzeitgedächtnis wurde nachgewiesen, dass Kaffee das Erinnerungsvermögen steigern kann. Wobei anzumerken ist: Alle diese Effekte werden durch das im Kaffee enthaltene Koffein bewirkt.

Ähnliches gilt für den Einfluss von Kaffee auf die körperliche Leistungsfähigkeit. Bis 2004 stand Koffein sogar auf der Liste der Internationalen Anti-Doping-Agentur. Dann verlor es seinen Status als verbotenes Dopingmittel, weil man zur Überzeugung gelangt war, dass kein Sportler vor einem Wettkampf einen Liter Espresso trinken würde. Das wäre nämlich für einen entscheidenden Effekt im Spitzensport nötig, einmal abgesehen vom Gewöhnungseffekt bei regelmäßig hohem Kaffeekonsum. Die Europäische Behörde für Lebensmittelsicherheit gibt jedenfalls an, dass sich drei Milligramm Koffein pro Kilogramm Körpergewicht leistungssteigernd auswirken.

Weil Kaffee nicht die einzige Bezugsquelle unseres Organismus für Koffein ist, hier ein Vergleich, wie man zu diesen drei Milligramm kommt: 168 ml Espresso, 500 ml Filterkaffee, 703 ml Energy-Drink, 990 ml Schwarztee, 2 l Cola, 9 l Kakao oder 15 l entkoffeinierter Kaffee (Quelle: EFSA, 2015). Die Angaben beziehen sich auf einen durchschnittlichen Koffeingehalt der jeweiligen Getränke, sind aber eine gute Richtlinie für den Vergleich.

Der Stimmungsaufheller

Der Kaffee am Morgen bringt uns in die Gänge, die Kaffeepause zwischendurch entspannt. Zwei auf den ersten Blick widersprüchliche Wirkungen. Aber nur auf den ersten Blick, denn Entspannung ist nichts anderes, als dass sich das Gehirn einmal nicht mit komplexen Aufgaben befassen muss. Und es liegt nicht allein am Kaffee selbst, sondern auch am Ritual, das mit dem Kaffeetrinken verbunden ist.

Die Ursache für die entspannende und in der Folge leistungssteigernde Wirkung der Kaffeepause hat die Gehirnforschung längst geklärt. Es ist die Kombination aus wohligen äußeren Faktoren – den Röstaromen, die uns in die Nase steigen – und dem verinnerlichten Kaffee-Ritual, das uns Sicherheit vermittelt. Die Zubereitung, der Duft, die Zugabe von Milch und Zucker, das Umrühren und dann der erste Schluck – für jene, die dafür empfänglich sind, löst das ein starkes Wohlgefühl aus. Selbst wenn sich dieses Gefühl nur einen Moment halten kann, wirkt es weiter und macht uns bereit für den Rest des Tages. Oder zumindest für die Zeit bis zur nächsten Kaffeepause.

Dass Kaffee unsere Lebensgeister weckt oder regeneriert, ist nicht bloß eine subjektive Erfahrung. Es gibt eine Reihe von wissenschaftlichen Studien, die belegen, dass Kaffeegenießer deutlich gelöster und glücklicher sind als jene Testpersonen, die den Kaffee verschmähen. Kaffeetrinkern fällt es offensichtlich leichter, mit Selbstzweifeln, Angstgefühlen und depressiven Verstimmungen umzugehen. Man geht davon aus, dass das an einem bestimmten Hormon liegt, das nach dem Kaffeegenuss verstärkt ausgeschüttet wird: Serotonin, eines der „Glückshormone".

Serotonin ist in unserem Körper für so manches zuständig. Es sorgt dafür, dass wir uns tagsüber wohlfühlen. Bei Dunkelheit baut unser Körper Serotonin in das verwandte Hormon Melatonin um, das einen guten Schlaf bewirken soll. Serotonin wird unter Lichteinfluss gebildet. Das mag erklären, warum die Skandinavier den weltweit höchsten Pro-Kopf-Verbrauch an Kaffee haben. Sie sind in der dunklen Winterzeit mit dem stimmungsaufhellenden Serotonin mangels Licht unterversorgt. Die Inhaltsstoffe des Kaffees können den tageszeitlich gesteuerten Auf- und Abbau des Serotonins zwar nicht aufhalten, aber sie können den Körper dazu anregen, neues Serotonin zu bilden.

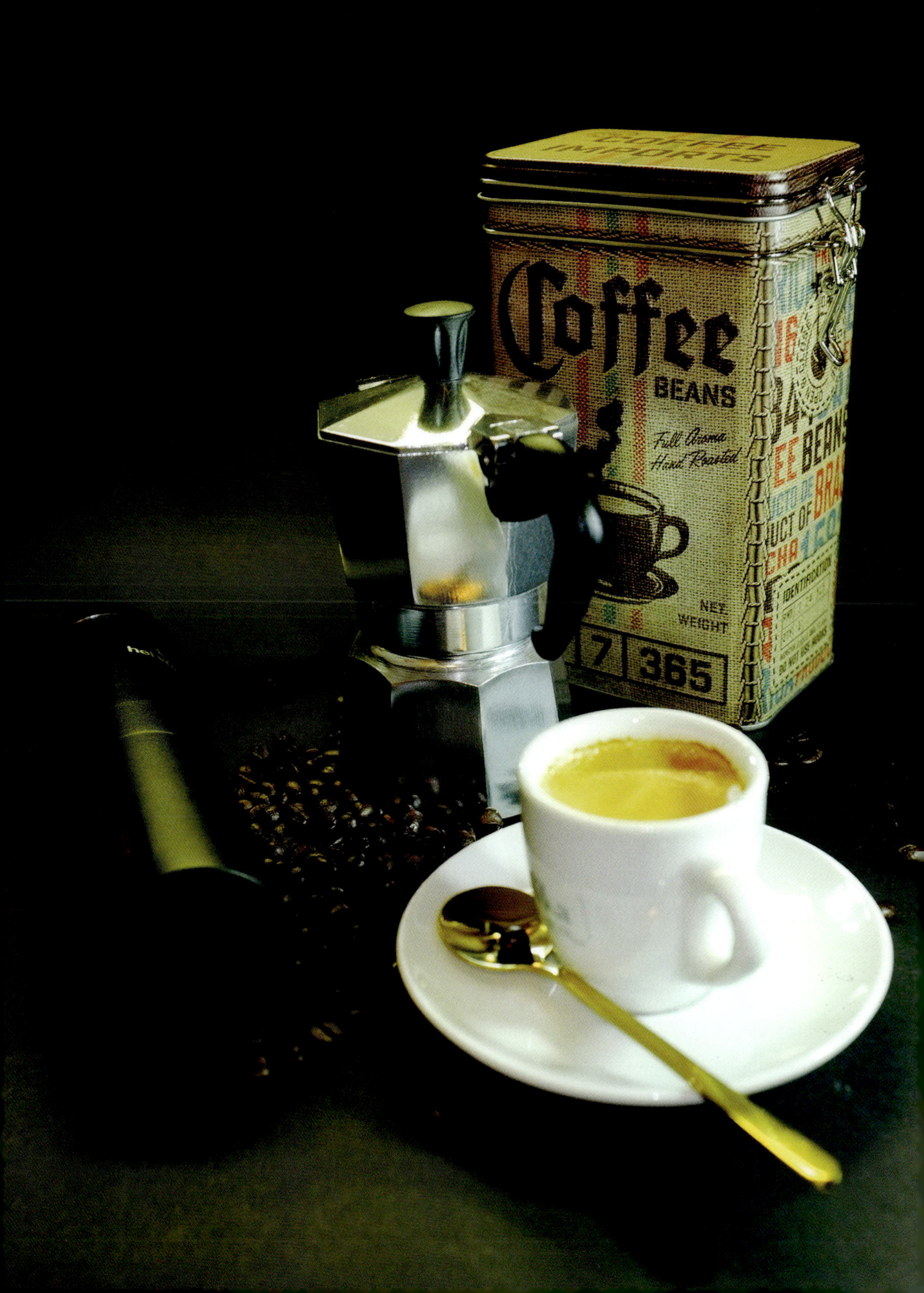
Coffee
BEANS
Full Aroma
Hand Roasted
NET WEIGHT
365

Dieser Vorgang wird zum überwiegenden Teil vom Koffein gesteuert. Es regt die Bauchspeicheldrüse an, mehr Insulin auszuschütten, was wiederum den Serotonin-Gehalt im Gehirn ansteigen lässt.

Es ist zwar noch nicht bis ins kleinste Detail geklärt, was der Kaffeegenuss in unserem Körper alles bewirkt. Als sicher gilt jedoch, dass die anregende Kraft des Kaffees nicht ausschließlich vom Koffein herrührt. Es dürften auch die Aromastoffe und Substanzen, die erst im Zuge des Stoffwechsels gebildet werden, eine bedeutsame Rolle spielen.

Die stimmungsaufhellende Wirkung der schwarzen Bohne ist in letzter Zeit auch im Hinblick auf ein Leiden, von dem eine zunehmende Zahl von Menschen betroffen ist, in den Fokus der Wissenschaft gerückt: die Depressionen. Gerade im Zuge der Corona-Pandemie hat dieses Leiden sprunghaft zugenommen, obwohl die Ursachen wohl nicht ausschließlich diesem einschneidenden Ereignis zuzuschreiben sind. Auch sind die Zahlen mit etwas Zurückhaltung zu betrachten, denn nicht alle, die unter wiederkehrenden Depressionen leiden, begeben sich auch in eine entsprechende Behandlung. Die Zahl der tatsächlich Betroffenen dürfte also noch um einiges höher sein. Auch darf man nicht vergessen, dass depressive Verstimmungen, die gelegentlich auftauchen, mit allgemeiner Niedergeschlagenheit verbunden sind und sich spätestens nach einigen Tagen wieder auflösen, nicht in jedem Fall akut behandlungsbedürftig sein müssen. Sie sind eher ein Teil des normalen Auf und Ab des Lebens. Wenn sich aber aus der andauernden Niedergeschlagenheit ernsthafte Folgen für die eigene Person oder das persönliche Umfeld ergeben, sollte in jedem Fall ärztlicher oder psychotherapeutischer Rat eingeholt werden.

Was haben aber Kaffee und Depressionen miteinander zu tun? Diese Verbindung stellen amerikanische Studien (Higgins, 2016 und Poole, 2017) mit der beträchtlichen Zahl von rund 260.000 Teilnehmern her. Sie zeigen einerseits, dass Kaffeetrinker generell ein geringeres Risiko haben, Depressionen zu entwickeln. Andererseits belegen sie, dass Koffein die Wirksamkeit von Antidepressiva erhöht. Dieser Effekt tritt bereits ab einer Menge von 60 Milligramm Koffein pro Tag auf, also schon bei einem Espresso, und wird auf die Steigerung der kognitiven Fähigkeiten durch Koffein zurückgeführt. Die Wahrnehmung verschiebt sich dadurch etwas zum rationalen Empfinden und löst die Fokussierung auf die emotionale Ebene.

Schlafräuber oder Schlummertrunk?

Man sollte das Schlafbedürfnis nicht zu häufig mit Kaffee unterdrücken. Unser Körper braucht ausreichend Schlaf, um sich zu regenerieren und weitgehend klaglos zu funktionieren. Jedenfalls scheint der Muntermacher Kaffee kein Mittel zu sein, um den Schlaf zu fördern. Nicht nur jene, die sensibel auf Koffein reagieren, bekommen nach einer abendlichen Tasse Kaffee nachts kein Auge zu. Dabei darf man auch nicht vergessen, dass der Abbau des Koffeins im Körper etwa fünf Stunden dauert. Eine Tasse Kaffee nach Büroschluss kann also durchaus bis Mitternacht nachwirken. Es liegt am Koffein und nichts anderem, wenn einem der Kaffee den Schlaf raubt. Besonders betroffen sind Menschen, deren Organismus das Koffein sehr langsam verstoffwechselt. Sie bekommen dessen anregende Wirkung besonders lange zu spüren. Und wer nur gelegentlich eine Tasse Kaffee trinkt, kommt durch die abendlich genossene sanfte Droge eher um den Schlaf als ausgewiesene Gewohnheitstrinker. Deren Organismus ist an die Wirkung des Koffeins gewöhnt, was natürlich das Ausmaß der Wirkung mindert. Studien zeigen, dass die Schlafdauer von Kaffeegenießern und Kaffeeabstinenten zwar gleich ist, dass Letztere aber doch insgesamt besser schlafen, weil ihr Schlaf mehr erholsame Tiefschlafphasen umfasst.

Weil wir Menschen aber alle verschieden sind, kann es auch ganz anders sein. Es gibt tatsächlich Menschen, für die Kaffee eine vorzügliche Einschlafhilfe ist, ein regelrechter Schlummertrunk. Die Wissenschaft kann diesen Umstand erklären: Diese Kaffeegenießer profitieren von der gesteigerten Durchblutung des Gehirns in der Weise, dass damit auch das Schlafzentrum aktiviert wird. Meist ist das bei älteren Menschen mit einem niedrigen Blutdruck der Fall. Sie wachen nachts auf, wenn der Blutdruck im Schlaf zu stark absinkt. Durch das Aufwachen steigt der Blutdruck wieder. Diesen schlafstörenden Blutdruckabfall kann aber die abendliche Tasse Kaffee in vielen Fällen verhindern. So kann der Kaffee für einen entspannten Schlaf sorgen.

Wachsende Gehirnzellen und Schutz vor Parkinson

Zwei wissenschaftliche Studien zu den Auswirkungen des Kaffeekonsums sollen noch erwähnt werden. Sie sind zwar schon etwas älter, ihre Ergebnisse wurden aber seither mehrfach bestätigt. Eine Studie von Neurologen des israelischen Weizmann-Instituts aus dem Jahr 1999 befasste sich in Laborversuchen mit der Reaktion von Gehirnzellen auf die Gabe von Koffein und führte zu einem geradezu sensationellen Ergebnis: Der Koffeinreiz lässt die Gehirnzellen wachsen, und zwar um bis zu einem Drittel ihrer ursprünglichen Größe, und sie bilden zudem neue Ausläufer, die sogenannten Dendriten. Diese Zellen stammen aus jenen Gehirnregionen, die für Lernen und Erinnern zuständig sind, dem Hippocampus. Die durch das Koffein initiierte Neubildung impulsgebender Nervenstränge lässt den Schluss auf eine positive Auswirkung des Koffeins auf unser Lernvermögen und Langzeitgedächtnis zu.

Im Jahr 2000 werteten amerikanische Forscher eine Studie, das „Honolulu-Herz-Programm", im Hinblick auf die Auswirkungen des Kaffeekonsums aus. Bei dieser Studie wurden im Zeitraum von 1968 bis 1998 die Ernährungsgewohnheiten und damit auch der Kaffeekonsum von mehr als 8000 Testpersonen dokumentiert. Dabei zeigte sich unter anderem, dass diejenigen, die keinen Kaffee tranken, fünfmal so häufig an Parkinson erkrankten als jene, die bis zu fünf Tassen Kaffee pro Tag konsumierten.

Menschen mit Parkinson leiden unter Muskelzittern, ihre Bewegungen sind sehr langsam und ihre Mimik wirkt wie erstarrt. Die Krankheit beginnt meist zwischen dem vierzigsten und sechzigsten Lebensjahr, zuerst unmerklich. In der Studie waren die Testpersonen zum Zeitpunkt der Diagnose im Durchschnitt 73 Jahre alt. Wie Koffein vor dieser Krankheit schützen kann, ist bis heute nicht bis in das letzte Detail geklärt. Es scheint aber sicher, dass durch Koffein Neurotransmitter und Rezeptorensysteme moduliert werden. Koffein stabilisiert die Konzentration des Botenstoffs Dopamin an bestimmten Nervenzellen des Gehirns, die für die Steuerung der Muskelkontraktionen und somit der Bewegung zuständig sind. Bei einer Parkinsonerkrankung gehen diese Nervenzellen zugrunde und es kommt zu einem ständigen Mangel an Dopamin.

Gesunder Kreislauf, gesundes Herz

Kaffee soll schlecht für das Herz sein. Das ist wohl eines der langlebigsten und am häufigsten vorgebrachten Vorurteile gegen den Kaffeegenuss. In den letzten Jahren wurde aber eine Reihe von wissenschaftlichen Studien präsentiert, mit deren Ergebnissen Kaffeegenießer recht zufrieden sein können. Immer vorausgesetzt, der Genuss des koffeinhaltigen Getränks erfolgt in angemessenem Maß – wie immer macht die Dosis das Gift –, hat der Kaffeekonsum bei gesunden Menschen keinen negativen

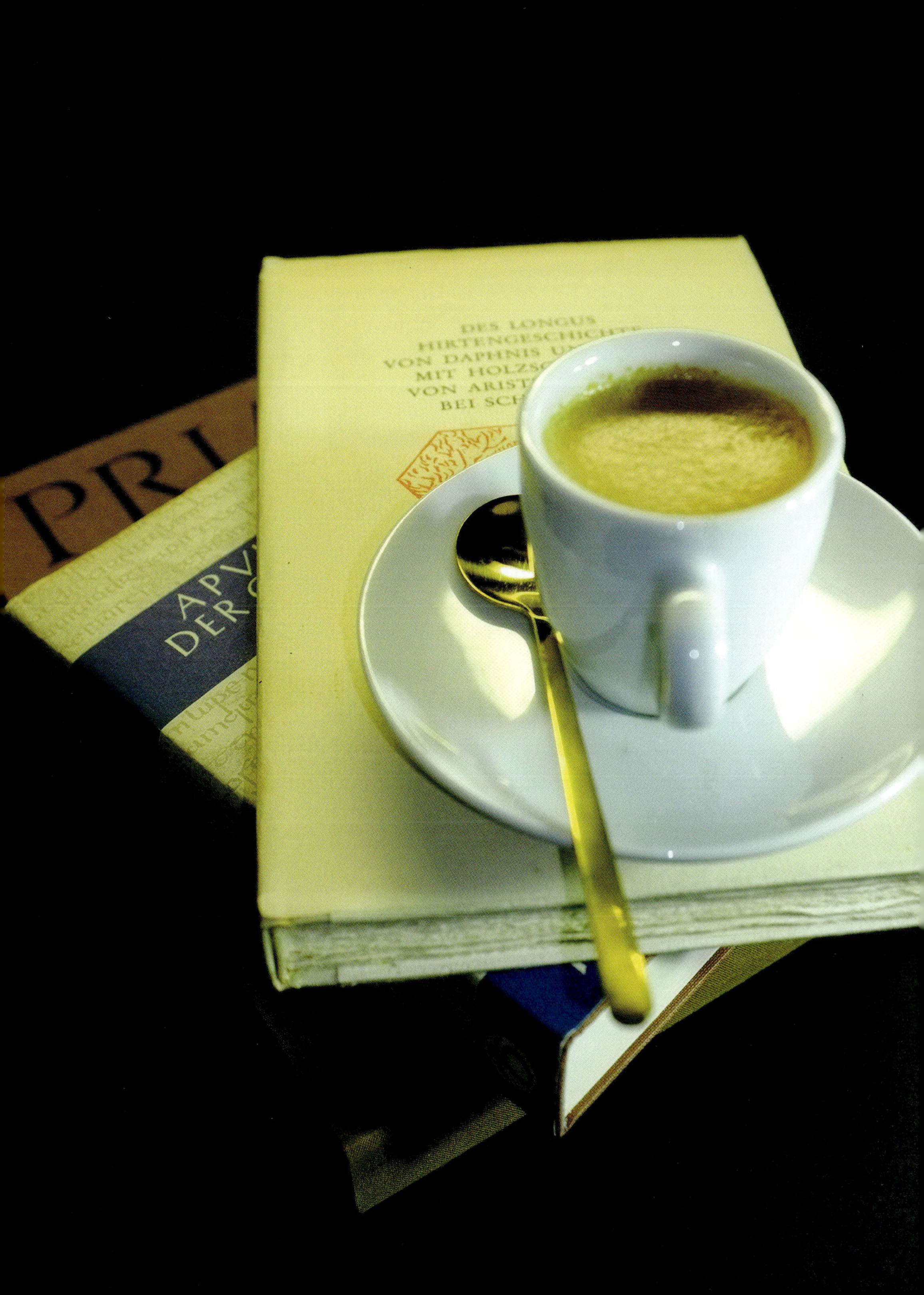
DES LONGUS

Einfluss auf Blutdruck oder Herzrhythmus. Wer täglich seinen Kaffee genießt, hat dadurch kein höheres Risiko in Bezug auf eine koronare Herzkrankheit oder einen Herzinfarkt.

Diese Behauptungen wurden durch eine wahrhaft gigantische Studie mit rund 45.000 Testpersonen in Rotterdam und Boston bestätigt. Bei keiner der Testpersonen waren zuvor Herz- oder Kreislauferkrankungen diagnostiziert worden. Nach Ablauf des Beobachtungszeitraums hatten Kaffeetrinker seltener einen dauerhaft erhöhten Blutdruck, einen Schlaganfall oder einen Herzinfarkt als diejenigen, die dem Kaffee vollends entsagt hatten. Aus dem Ergebnis der Studie ist ein einfacher Schluss abzuleiten: Für Gesunde birgt der Kaffeegenuss kein zusätzliches Risiko für eine Herz- oder Kreislauferkrankung.

Zu diesem Schluss kommen auch Wissenschaftler der britischen Universitäten Edinburgh und Southampton. Sie haben 218 verschiedene Studien zum Thema Kaffee und Herz-Kreislauf-Erkrankungen ausgewertet. Dabei wurde sogar festgestellt, dass Kaffeetrinker deutlich weniger von Herz-Kreislauf-Erkrankungen betroffen waren als Kaffee-Abstinente. Sie hatten ein um 19 Prozent geringeres Risiko an einer Herzerkrankung zu sterben, und die Chance, einen Herzinfarkt zu überleben, war bei Kaffeetrinkern fast doppelt so hoch wie bei Nicht-Kaffeetrinkern. Bei Schlaganfällen war das Risiko der Kaffeetrinker, daran zu sterben, sogar um mehr als 30 Prozent geringer. Natürlich sind das alles nur Statistiken, aber die Ergebnisse lassen sich in einer Vielzahl von Studien wiederfinden. Im Allgemeinen geht man davon aus, dass der schützende Effekt des Kaffees für Herz und Kreislauf bei einer Menge von drei Tassen pro Tag zu beobachten ist. Mehr Kaffee zeigt in dieser Hinsicht keine gesteigerte Wirkung, hat aber auch keinen negativen Einfluss.

Eine Begründung für diesen Einfluss des Kaffeekonsums auf Herz und Kreislauf haben südkoreanische Wissenschaftler gefunden und 2015 im Fachmagazin „Heart" publiziert. Sie untersuchten die Blutgefäße von rund 25.000 Testpersonen und fanden dabei heraus, dass die Herzkranzgefäße von Menschen, die täglich ein bis drei Tassen Kaffee trinken, deutlich weniger Kalkablagerungen aufweisen als die von jenen, die das nicht tun. Ein gewisses Maß an Arterienverkalkung ist mit zunehmendem Alter normal. Bei moderaten Kaffeetrinkern scheint dieser Prozess aber verlangsamt. Schützt der Kaffeegenuss vor Verkalkung der Blutgefäße im Herz oder im Gehirn, so schützt er damit vor der wesentlichen Ursache von Herzinfarkt und Schlaganfall.

Eine regelrechte Volkskrankheit ist zu niedriger oder zu hoher Blutdruck. Zu niedriger Blutdruck ist manchmal unangenehm, aber nicht gefährlich. Wer davon betroffen ist, merkt das häufig morgens beim Aufstehen. Es wird einem erst einmal etwas schummrig im Kopf. Das hat einen einfachen Grund: Im Liegen muss das Herz das Blut nur einen kurzen Weg in die Höhe pumpen, um das Gehirn zu versorgen. Beim Aufstehen muss das Herz aber zuerst einmal genügend Pumpkraft aufbauen, um das Blut plötzlich in viel größere Höhe zu transportieren. Es kann zu einer kurzfristigen Sauerstoffunterversorgung des Gehirns kommen, es kann einem für einen Moment schwarz vor Augen werden. Niedriger Blutdruck hat also seine Tücken, aber eine Tasse Kaffee gleich nach dem Aufstehen kann für den nötigen Anschub sorgen. Und die Kaffeepausen tagsüber können den Blutdruck auf einem angemessenen Level halten.

Ganz anders sieht die Sache bei zu hohem Blutdruck aus. Dieser ist längerfristig gar keine gute Sache. Aber sogar dabei kann Kaffee eine positive Rolle spielen. Der Grund für einen hohen Blutdruck ist jedenfalls kaum im Kaffeegenuss zu sehen.

Die häufigste Ursache für zu hohen Blutdruck ist neben Übergewicht, Bewegungsmangel und familiärer Veranlagung der psychische Stress. Und gegen psychischen Stress ist der Kaffee ein probates Mittel. Schon vorher wurde erwähnt, dass das Kaffeeritual sowie die positiven Assoziationen, die wir beim Kaffee-Riechen und Kaffee-Trinken haben, eine entspannende Wirkung entfalten können. So kann auch der Stress auf diese Weise gesenkt werden, was wiederum die zunächst den Blutdruck etwas steigernde Wirkung des Kaffees zumindest abschwächt. Man kennt ja das Gefühl, wenn nach der ersten Tasse Kaffee der Puls etwas spürbarer wird. Das Koffein stimuliert die Herzfrequenz und die Pumpkraft des Herzens, das lässt auch den Blutdruck ansteigen.

Allerdings tritt bei langjährigen Kaffeegenießern dieser Effekt kaum noch auf. Das liegt daran, dass diese seltener oder in geringerem Ausmaß von Arterienverkalkung betroffen sind. Wer regelmäßig in Maßen Kaffee trinkt, sorgt durch elastischere Blutgefäße für eine bessere Regelung des Blutdrucks. Verdickte und verkalkte Blutgefäße können diese Aufgabe kaum noch erfüllen. Man kann also sagen: Unterm Strich kann Kaffee durch psychosoziale Entspannung und den direkten Einfluss auf die Blutgefäße Druck vermindern – den psychischen Druck durch Stress genauso wie den Blutdruck.

Ob es generell eine Beziehung zwischen regelmäßigem Kaffeekonsum und erhöhten Blutdruckwerten gibt, wird heute von vielen Wissenschaftlern bezweifelt. Sie gestehen nur solchen Studien eine Aussagekraft zu, bei denen parallel zur Blutdruckmessung auch der Koffeinspiegel im Blut bestimmt wird. Der Einfluss des Koffeins auf den Blutfluss nimmt etwa drei Stunden nach dem Kaffeegenuss ab. Auch kommt es bei gewohnheitsmäßigen Kaffeetrinkern nach dem Kaffeegenuss nicht mehr zu einer Blutdrucksteigerung. In diesem Fall kann sogar der Kaffee-Entzug zu einem höheren Blutdruck führen, der sich erst nach dem Kaffeegenuss wieder auf den üblichen Wert einpendelt. Für jene, die unter zu hohem Blutdruck leiden, scheint es neueren Studien zufolge auch nichts zu bringen, ganz auf den Kaffee zu verzichten. Eine Studie der Universität Zürich lässt zumindest vermuten, dass nicht das Koffein allein bei manchen Kaffeetrinkern den Blutdruck erhöht, sondern dass daran noch ganz andere, bislang nicht identifizierte Stoffe beteiligt sind.

Turbo für die Darmpassage

Alles, was wir zu uns nehmen, gelangt früher oder später in unseren Darm. Was oben reinkommt, muss irgendwann unten wieder rauskommen. In der Zeit dazwischen filtert unser Darmsystem die für den Körper nützlichen Stoffe heraus und führt sie ihrer Verwertung zu. Wesentlich beteiligt an diesem Vorgang sind unsere Darmbakterien. Wir haben einige Milliarden davon, nützliche wie unerwünschte. Die Zusammensetzung dieser Bakterienpopulation, des Mikrobioms, hängt unter anderem davon ab, was wir essen. Die „guten" Bakterien bevorzugen Ballaststoffe. Diese Faserstoffe sind zwar für uns unverdaulich, füttern aber die erwünschten und nützlichen Bakterien des Mikrobioms in unserem Darm. Ballaststoffe haben aber auch die Eigenschaft Wasser zu binden und dadurch aufzuquellen. Dadurch gewinnt der Darminhalt an Volumen und kann den Weg durch den Darm schneller zurücklegen. Die Transitzeit wird verkürzt – und genau denselben Effekt hat Kaffee auch!

Für manche Menschen ist Kaffee unerlässlich, um die Verdauung anzukurbeln. Die wissenschaftliche Bestätigung für diesen Umstand liefert eine Studie der Universitäten Heidelberg und St. Gallen aus dem Jahr 2012: Die durchschnittliche Transitzeit einer Mahlzeit durch das Verdauungssystem verkürzt sich bei Kaffeetrinkern von durchschnittlich 72 auf 60 Stunden. Dieser Effekt tritt sowohl bei koffeinhaltigem als auch bei entkoffeiniertem Kaffee auf. Wie schon mehrmals erwähnt, scheint auch

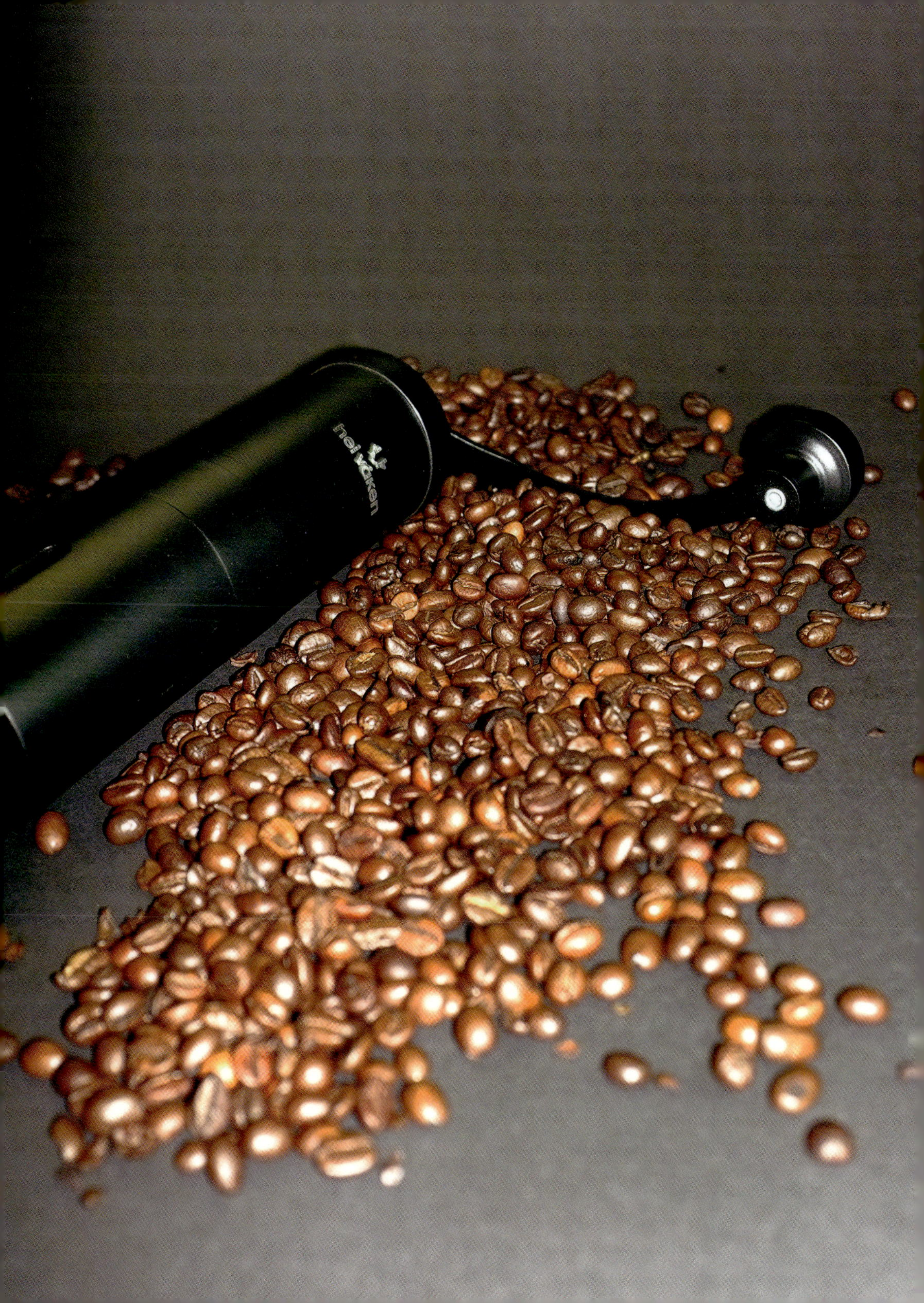
hei vaken

in diesem Fall nicht allein das Koffein für die positive Wirkung des Kaffees verantwortlich zu sein, sondern einige weitere der Inhaltsstoffe. Ballaststoffe sind im Kaffee so gut wie keine vorhanden, das Mikrobiom geht in dieser Hinsicht leer aus. Aber die Verkürzung der Transitzeit ist dennoch eine große Hilfe bei der Verdauung. Je schneller die Nahrung ihre Reise durch unseren Darm hinter sich bringt, umso weniger Gelegenheit ergibt sich für die Aufnahme jener Stoffe, die wir lieber nicht in unserem Körper haben wollen: Schadstoffe, die sich unweigerlich in der Nahrung befinden, wenn auch meist in unbedenklicher Konzentration. Über lange Zeit hinweg können sie dennoch Krebs auslösen, also ist es gut, sie so rasch wie möglich wieder loszuwerden.

Die oben erwähnte Studie untersuchte unter diesem Aspekt auch das Risiko für Dickdarmkrebs bei Kaffeetrinkern im Vergleich zu Kaffeeabstinenten und kam zu dem Ergebnis, dass dieses für Kaffeetrinker um 20 Prozent geringer ist. Das bedeutet zwar keinen absoluten Schutz, den gibt es ohnehin nicht. Es heißt aber immerhin, dass im Vergleich mit Kaffeeabstinenten einer von fünf Kaffeetrinkern nicht an Dickdarmkrebs erkrankt.

Von den Inhaltsstoffen des Kaffees, die die Verdauung anregen, verdient eine Gruppe besondere Erwähnung: die Bitterstoffe. Sie wirken bereits im Magen, indem sie die Produktion von Magensäure anregen. Bitterstoffe kommen in einem Großteil der pflanzlichen Nahrungsmittel vor. Auf unserer Zunge haben wir spezielle Bitterstoffrezeptoren, und zwar 25 verschiedene. Nach dem Schlüssel-Schloss-Prinzip passen zu jedem Rezeptor ein oder mehrere Bitterstoffe. Hat sich ein Bitterstoff an seinen Rezeptor gebunden, sendet dieser das entsprechende Signal an das Geschmackszentrum im Gehirn. Bitterstoffe sind sekundäre Pflanzeninhaltsstoffe, und diese werden oft für die positiven gesundheitlichen Auswirkungen von pflanzlichen Lebensmitteln verantwortlich gemacht.

Im Kaffee, genauso wie in Tee und Kakao, sind die Bitterstoffe vor allem Purinalkaloide. An erster Stelle steht dabei das Koffein. Einer Studie der Universität Wien und des Deutschen Instituts für Ernährungsforschung zufolge steigert Kaffee die Magensäuresekretion im Vergleich zu purem Wasser. Das ist auch deswegen ein nützlicher Effekt, weil durch die Magensäure Schad- und Giftstoffe, darunter auch solche, die von Bakterien produziert werden, zu einem großen Teil unschädlich gemacht werden können. Ist der Magen im richtigen Maß sauer, hat das neben der Verdauung auch eine Schutzfunktion für unsere Gesundheit insgesamt. Und den Magen schön sauer zu machen, das kann die Tasse Kaffee nach dem Essen auf unvergleichlich geschmackvolle Weise.

Allerdings gibt es Menschen, welche die Säure und die Bitterstoffe des Kaffees überhaupt nicht vertragen. Schon nach wenigen Schlucken kommt ihnen buchstäblich der Kaffee hoch: Sie müssen sauer aufstoßen, leiden unter Sodbrennen; sogar der Darm kann mit Blähungen oder Durchfall auf den Kaffee reagieren. Eine Reihe von wissenschaftlichen Studien befasste sich auch mit diesem Problem, führte aber zu keinen eindeutigen Ergebnissen. So zeigte sich etwa, dass bei einigen Menschen Kaffee den Druck auf den Magenschließmuskel verstärkt, bei anderen hingegen verringert. Bei letzteren kann deswegen die ätzende Magensäure in die empfindliche Speiseröhre gelangen und das unangenehm brennende Gefühl bewirken.

Menschen sind verschieden, und das gilt auch für ihr Verdauungssystem und die Verträglichkeit von Kaffee. Eine Reihe von Studien führt diese Verschiedenheit unter anderem auf die verschiedenen Blutgruppen zurück. So wird bei Menschen mit Blutgruppe Null reichlich Magensäure produziert, wodurch sich dieser Blutgruppentyp vorwiegend auf Fleischverdauung einstellt. Getreideprodukte, vor allem aus Weizen, werden dagegen eher schlecht vertragen. Bei Menschen mit Blutgruppe A kann das Verdauungssystem dagegen tierisches Eiweiß und Fett nur schwer verwerten, weil Magen und Galle nicht genügend Verdauungssäfte beisteuern. Dafür kommen sie mit Gemüse, Getreide und Fisch gut zurecht. Angehörige der Blutgruppe B können höchstens mit Geflügel und Weizenprodukten Probleme bekommen, alles andere vertragen sie gut und können es auch entsprechend verwerten.

Was nun den Kaffeekonsum angeht, so raten die Blutgruppenforscher Menschen mit der Blutgruppe Null zu maßvoller Zurückhaltung. Sie haben von sich aus so viel Magensäure, dass die zusätzliche Anregung durch Kaffee leicht zu Sodbrennen und anderen Unannehmlichkeiten führen kann. Blutgruppe A kann dagegen dem Kaffeegenuss ungehemmt frönen – er sorgt für die nötige Anregung der Verdauung. Und bei Blutgruppe B scheint der Kaffeegenuss ohne wesentlichen Einfluss auf die Verdauung zu sein.

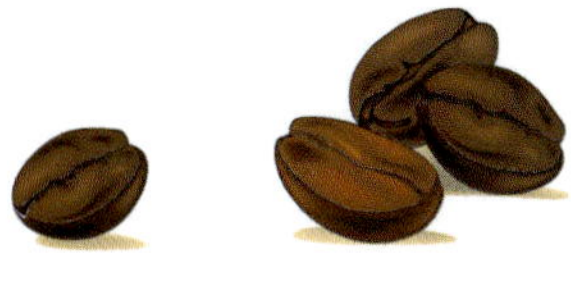

Kaffee und Cholesterin

Kaffee wirkt auf den ganzen Körper, und Cholesterin gehört auch zu unserem Körper. Aber wie Kaffee nicht gleich Kaffee ist, ist auch Cholesterin nicht gleich Cholesterin. Cholesterin ist an sich nichts Böses, sondern ganz im Gegenteil ein wertvoller Baustein und notwendiger Bestandteil unserer Körperzellen. Es sorgt für den Transport von Nähr- und Abfallstoffen durch die Zellwände, also einen Austausch in beide Richtungen. Außerdem ist es der Ausgangsstoff für lebenswichtige Hormone der Nebenniere, der Keimdrüsen und die Vitamine der D-Gruppe. Es stärkt die Nerven, spielt beim Knochenaufbau und bei der Verdauung eine Rolle.

Das fettähnliche Cholesterin ist für sich allein im Blut nicht löslich. Um das zu erreichen, wird es an Eiweiß gebunden. Diese Verbindung bezeichnet man als Lipoproteine. Sie können vom Blut überall hingebracht werden, wo sie im Körper gebraucht werden. Je nach dem Anteil von Cholesterin und Eiweiß unterscheidet man HDL (High-density lipoproteins) mit einem geringen Cholesterinanteil von 20 Prozent und LDL (Low-density lipoproteins) mit einem hohen Cholesterinanteil von 42 Prozent. HDL wird das „gute“ Cholesterin genannt. Es transportiert das bei der Zellversorgung überschüssige LDL von den Zellen weg und in die Leber.

Cholesterin wird teils mit der Nahrung aufgenommen, teils aber auch vom Körper selbst hergestellt. Pflanzen enthalten kein Cholesterin, auch reine Pflanzenöle nicht. Wir erhalten es über die Nahrung also ausschließlich aus tierischen Produkten, vor allem tierischem Fett. Wird dem Körper über seinen Bedarf hinaus Cholesterin angeboten, kann er es entweder über den Darm ausscheiden oder durch die Leber zu Gallensäure verestern. Beides aber nur bis zu einem gewissen Grad. Wird über längere Zeit zu viel Cholesterin aufgenommen, kann es nicht mehr in Lösung gehalten werden. Es flockt aus und lagert sich an den Gefäßwänden ab. Das ist mit keinen spürbaren Symptomen verbunden, doch es entwickelt sich in den eigenen Adern eine regelrechte Zeitbombe, die Arteriosklerose, Herzinfarkt oder Schlaganfall bewirken kann.

Kaffee ist ein rein pflanzliches Produkt, enthält somit kein Cholesterin. Wie kann also Kaffee einen Einfluss auf den Cholesterinspiegel haben? Nun, da sind wir bei den beiden Kaffeeölen Cafestol und Kahweol. Es wird spekuliert, dass diese Kaffeeöle die Aufnahme von Cholesterin in die Zellen blockieren und so vermehrt

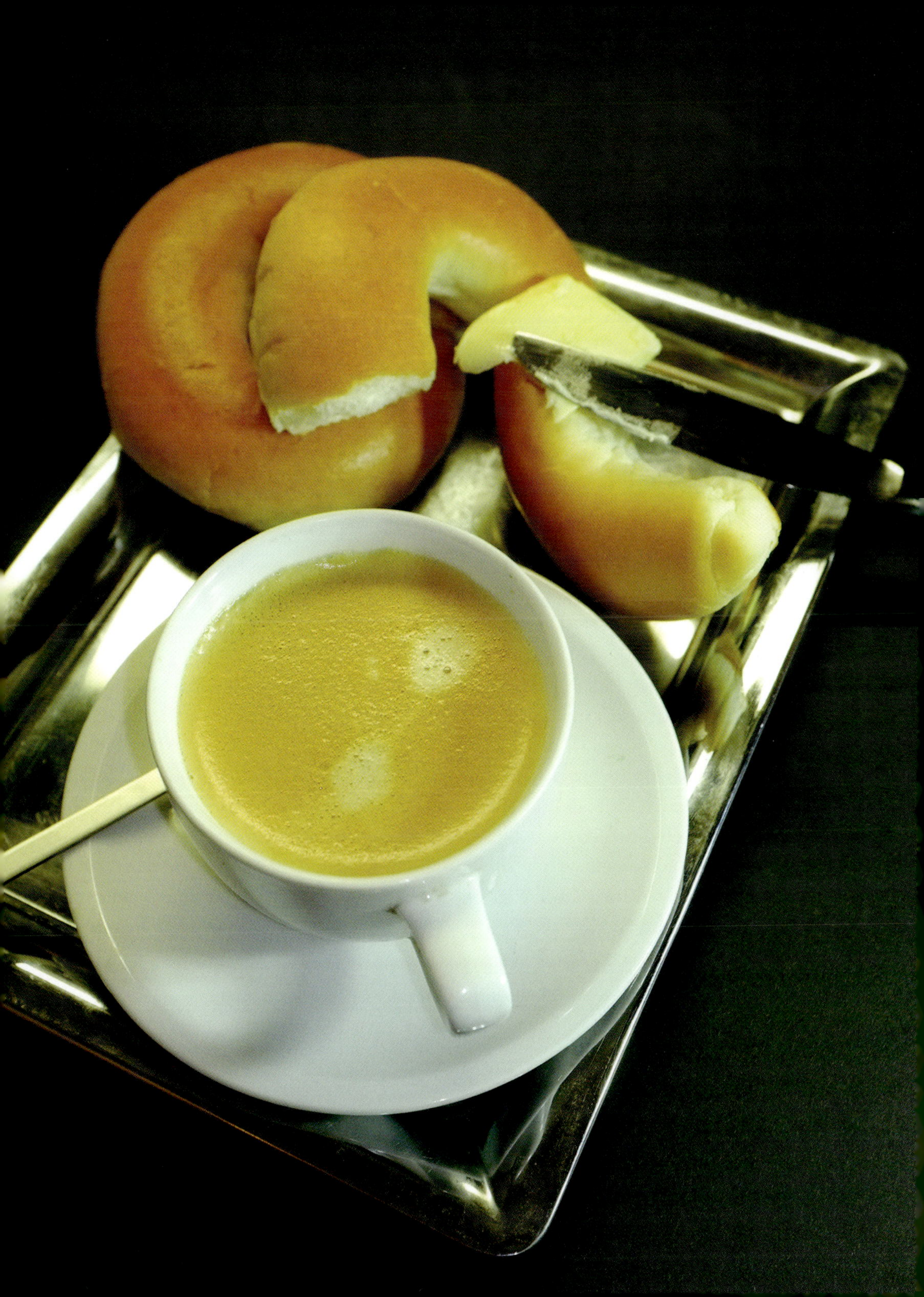

Cholesterin im Blut bleibt. Der Effekt ist der gleiche, wie wenn man zu viel Cholesterin mit der Nahrung aufnimmt. Es gibt eine Reihe von wissenschaftlichen Studien zu diesem Thema, aber mit unterschiedlichen Ergebnissen. Bei manchen Untersuchungen ist der Cholesterinwert nach dem Kaffeegenuss erhöht, bei manchen unverändert und bei wieder anderen sogar verringert. Auffällig dabei ist, dass diese Unterschiede mit regionalen Vorlieben bei der Art der Kaffeezubereitung zusammenhängen. Eine Erhöhung des Cholesterinspiegels tritt vor allem auf, wenn Kaffee ungefiltert getrunken wird, etwa als türkischer Mokka oder aus der French Press, der Stempelkanne. Unverändert bleibt der Cholesterinspiegel dagegen nach dem Genuss von Filterkaffee. Dieser enthält weniger Kaffeeöle, weil diese zum Großteil im Filter bleiben und nicht in die Tasse gelangen. Ähnliches gilt auch bei Löskaffee, der nur einen sehr geringen Anteil an Kaffeeölen aufweist. Espresso liegt hinsichtlich des Anteils an Kaffeeölen irgendwo in der Mitte zwischen ungefiltertem Kaffee und dem nahezu ölfreien Filterkaffee.

Unterm Strich scheint der Kaffeegenuss – ausgenommen bei der ungefilterten Zubereitung – ohne gravierenden Einfluss auf den Cholesterinspiegel. Andere Faktoren wie Ernährungsgewohnheiten oder Stress haben einen deutlich höheren Einfluss. Worauf Kaffee allerdings einen Einfluss hat – und zwar einen sehr positiven –, ist die Bildung von Gallensteinen, an deren Entstehung Cholesterin wesentlich beteiligt ist. Gallensteine bilden sich im Allgemeinen aus einem Gemisch von Cholesterin, Kalksalzen und Gallenfarbstoff, meist infolge von zu fettreicher Ernährung. Ihre Größe reicht vom Grießkorn bis zu der einer Zwetschke. Die Verklumpungen entstehen meistens in der Gallenblase, oft aber auch schon in den Gallenkanälen. Gefährlich wird es, wenn ein größerer Stein die Gallenblase entzündet oder den Gallengang blockiert. Die Folge können schmerzhafte Koliken sowie Erkrankungen der Leber und der Bauchspeicheldrüse sein. Frauen sind von Gallensteinen bis zu fünfmal häufiger betroffen als Männer.

Aber die gute Nachricht zu den Gallensteinen liefert eine Studie der amerikanischen Harvard School of Public Health: Vier oder mehr Tassen Kaffee pro Tag senken das Risiko, Gallensteine zu bekommen, um rund 40 Prozent! Die Art der Zubereitung spielt dabei keine Rolle. Filterkaffee, Espresso und löslicher Kaffee zeigen die gleiche Wirkung, nicht jedoch entkoffeinierter Kaffee. Die Studienautoren nehmen deshalb an, dass das Koffein im Kaffee die Kristallisation von Cholesterin verhindert,

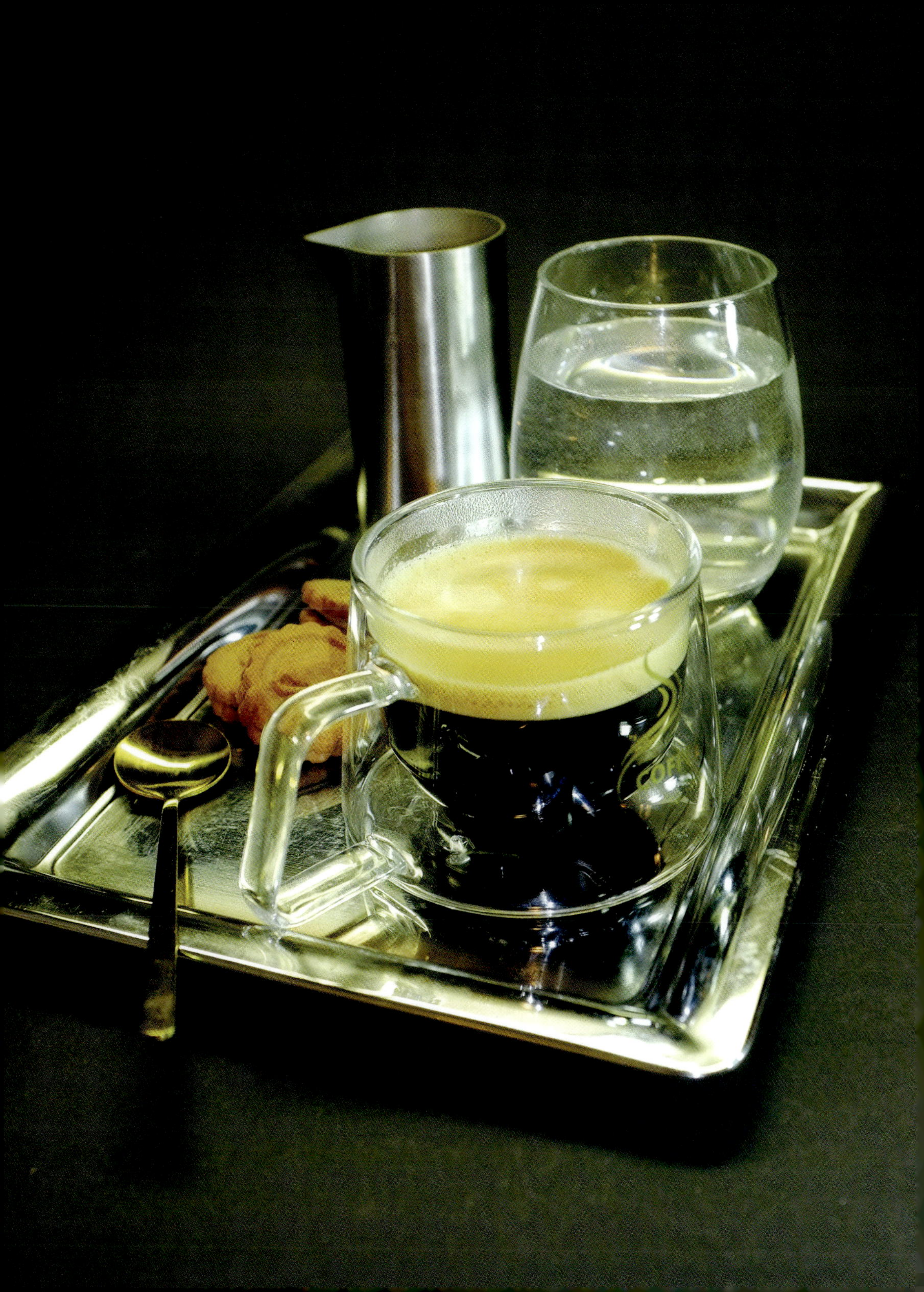

indem es die Gallenblase zu Kontraktionen anregt und diese die Gallenflüssigkeit in den Dünndarm entleert. Geschieht das regelmäßig, können sich nur schwerlich Gallensteine bilden.

Kaffee, Nieren und Wasserhaushalt

Ein Vorurteil konnte der Kaffeegenuss bis heute nicht ganz loswerden, obwohl sich doch langsam der objektive Blick auf die Fakten durchsetzt: Kaffee wirke entwässernd, und deshalb solle man den Kaffeekonsum nicht übertreiben. Es ist tatsächlich so, dass das Koffein eine diuretische, also entwässernde Funktion haben kann. Allerdings stellt sich wie bei den meisten Wirkungen des Koffeins mit der Zeit ein Anpassungseffekt ein. Außerdem reagieren nicht alle Menschen gleich empfindlich auf Koffein.

Die Nieren filtern beim Stoffwechsel anfallende Abfallprodukte aus dem Blut heraus, die dann mit dem Harn ausgeschwemmt werden. Je mehr Harn produziert wird, umso leichter können die Nieren diese Aufgabe erfüllen. Außerdem werden Kristalle in Lösung gehalten, sodass sie nicht zu Nieren- oder Harnsteinen verklumpen können. Koffein fördert diese Vorgänge, indem es die feinen Blutgefäße in den Nieren erweitert, deren Filtrationsleistung erhöht und die Wiederaufnahme von Wasser hemmt. Wie eine Studie der Harvard School of Public Health 2014 an 45.000 nierengesunden Menschen zeigte, sinkt bei Menschen, die zwei Tassen Kaffee am Tag trinken, das Risiko, Nierensteine zu bilden, um mehr als zehn Prozent.

Die durch Koffein geförderte Wasserausscheidung hat also durchaus positive Effekte. Bei einigen Tassen Kaffee pro Tag ist Kaffee kein Flüssigkeitsräuber. Er hat zwar harntreibenden Einfluss, entwässert den Körper aber nicht dauerhaft. Schon nach einigen Stunden ist die Flüssigkeitsbilanz wieder ausgeglichen. Auch darf man nicht vergessen, dass Kaffee nur aus Wasser und den darin gelösten Inhaltsstoffen der Kaffeebohnen besteht. Allein dieses Wasser gleicht den Flüssigkeitsverlust weitgehend aus. Und für mehr als bloß einen Ausgleich sorgt das Glas Wasser, das in guten Kaffeehäusern zu jeder Tasse Kaffee serviert wird. Das ist in jedem Fall eine sinnvolle Tradition, die man auch im privaten Bereich pflegen kann. Nicht nur den eigenen Nieren und dem Wasserhaushalt des Körpers zuliebe. Auch der Magen profitiert davon, weil die beim Rösten der Bohnen entstehenden Reizstoffe im Magen auf eine größere Wassermenge verteilt werden.

Gut funktionierende Nieren und eine ausreichende Flüssigkeitszufuhr mindern nicht nur das Risiko für Nierensteine, sondern auch jenes für Gicht, eine ernährungsbedingte schmerzhafte Stoffwechselerkrankung. Mit viel Wasser und angeregt durch Koffein können die Nieren die auslösenden Stoffwechselprodukte leichter aus dem Blut filtern und dafür sorgen, dass sie unterhalb einer bestimmten Konzentrationsschwelle bleiben. Ob das allein durch den Espresso mit einem Glas Wasser zu erreichen ist, ist damit nicht gesagt. Aber es hilft sicher dabei.

Kaffee und Diabetes

Diabetes, die „Zuckerkrankheit“, tritt in zwei verschiedenen Formen auf. Die Typ-1-Diabetes ist angeboren, da steht Kaffee auf einem verlorenen Posten. Aber Typ-2-Diabetes, oft als Altersdiabetes bezeichnet, ist ein im Laufe des Lebens erworbener Mangel an dem blutzuckersenkenden Hormon Insulin. Und wie eine Reihe von wissenschaftlichen Studien zeigt, kann bei dieser weit verbreiteten Krankheit moderater Kaffeegenuss durchaus eine Art Schutzfunktion ausüben. So zeigten finnische Wissenschaftler vom National Public Health Institute in Helsinki in einer Studie mit 15.000 Teilnehmern, dass der Konsum von täglich drei bis vier Tassen Kaffee das Risiko, an Typ-2-Diabetes zu erkranken, um knapp 30 Prozent senken kann. Zu einem ähnlichen Ergebnis kamen niederländische Forscher in einer Studie mit 17.000 Probanden. Dieser Untersuchung zufolge senken fünf Tassen Kaffee am Tag das Risiko, Altersdiabetes zu entwickeln, um 23 Prozent, sieben Tassen pro Tag sogar um die Hälfte. Laut einer groß angelegten Studie der Harvard Medical School in Boston mit 126.000 Teilnehmern werden Männer, die pro Tag sechs Tassen Kaffee trinken, nur halb so oft zuckerkrank wie Kaffeeabstinente. Bei Frauen sinkt das Risiko um 30 Prozent. Gründe für diesen Unterschied werden nicht genannt.

So weit die Ergebnisse einer Auswahl von Studien zum Thema Kaffee und Typ-2-Diabetes. Sie ändern nichts an dem Umstand, dass auch Kaffeegenießer an Diabetes erkranken können. Nur trifft sie das offensichtlich im Vergleich zu Nicht-Kaffeetrinkern um etwa ein Drittel seltener. Jedenfalls stellte man bei den Untersuchungen immer wieder fest, dass der Blutzuckerspiegel – und damit auch die Insulin-Antwort des Körpers – nach einer Mahlzeit weniger stark ansteigt, wenn man zum Abschluss der Mahlzeit eine Tasse Kaffee trinkt, als wenn man auf den Kaffee verzichtet. Besonders nach zuckerreichen Mahlzeiten schießt der Insulinspiegel ohne abschließenden Kaffee in die Höhe, bei Kaffeetrinkern bleibt er annähernd im normalen Bereich. Dieser Umstand tritt sowohl bei koffeinhaltigem wie auch bei entkoffeiniertem Kaffee auf, was wieder einmal den Schluss nahelegt, dass die Wirkung des Kaffees nicht allein auf das Koffein zurückzuführen ist. Vermutlich hängt es mit der komplexen Mischung der über tausend Kaffeeinhaltsstoffe zusammen, dass der Zucker aus der Nahrung deutlich langsamer ins Blut aufgenommen wird. Und eines muss auch einmal gesagt werden: Alle diese positiven Wirkungen wurden bei ungezuckertem Kaffee beobachtet. Wer löffelweise Zucker in die Kaffeetasse schaufelt, tut weder seinem Körper noch dem Kaffee etwas Gutes. Es ist natürlich eine Frage des persönlichen Geschmacks. Aber um es so zu formulieren: Während bei einem Kuchen Zucker meist eine notwendige Zutat ist, ist er das bei gutem Kaffee ganz und gar nicht!

Übrigens hat Diabetes vom Typ 2 fast schon den Charakter einer Volkskrankheit, bedingt durch Ernährungsgewohnheiten mit einem Übermaß an Zucker und anderen Kohlenhydraten. Der Begriff „Altersdiabetes" trifft das Problem gar nicht mehr in seinem ganzen Umfang, weil auch immer häufiger übergewichtige Jugendliche davon betroffen sind. Bei dieser Form der Diabetes werden die Betroffenen meist gegen das körpereigene Insulin immun. In der Folge können Kohlenhydrate aus der Nahrung nicht mehr richtig verwertet werden und es kommt zu einem gefährlich erhöhten Blutzuckerspiegel.

Einen unerwarteten Effekt des Koffeins entdeckten Wissenschaftler einer britisch-amerikanischen Forschergruppe bei Menschen, die bereits zuckerkrank sind. Eine Tagesration von drei bis vier Tassen koffeinhaltigen Kaffees reicht aus, um bei Diabetikern die natürlichen regulatorischen Mechanismen des Körpers zu verstärken. Das ist für insulinpflichtige Diabetiker von Bedeutung, weil sich dadurch die Gefahr reduziert, eine drohende Unterzuckerung zu spät zu bemerken. In dieser Hinsicht sind besonders diejenigen Zuckerkranken gefährdet, die keine Frühwarnzeichen – Zittern, erhöhter Puls, Schweißausbrüche, Beklemmungsgefühle – entwickeln oder deren Wahrnehmung dieser Anzeichen einer drohenden Unterzuckerung, der sogenannten Hypoglykämie, gestört ist. Warum diese Warnzeichen nicht erkannt werden können, weiß die Wissenschaft noch nicht genau. Es wird vermutet, dass das Gehirn einen übermäßig hohen Anteil des Blutzuckers aufnimmt. Dadurch wird den hochempfindlichen Messzellen vorgegaukelt, der Körper sei noch ausreichend mit Zucker versorgt.

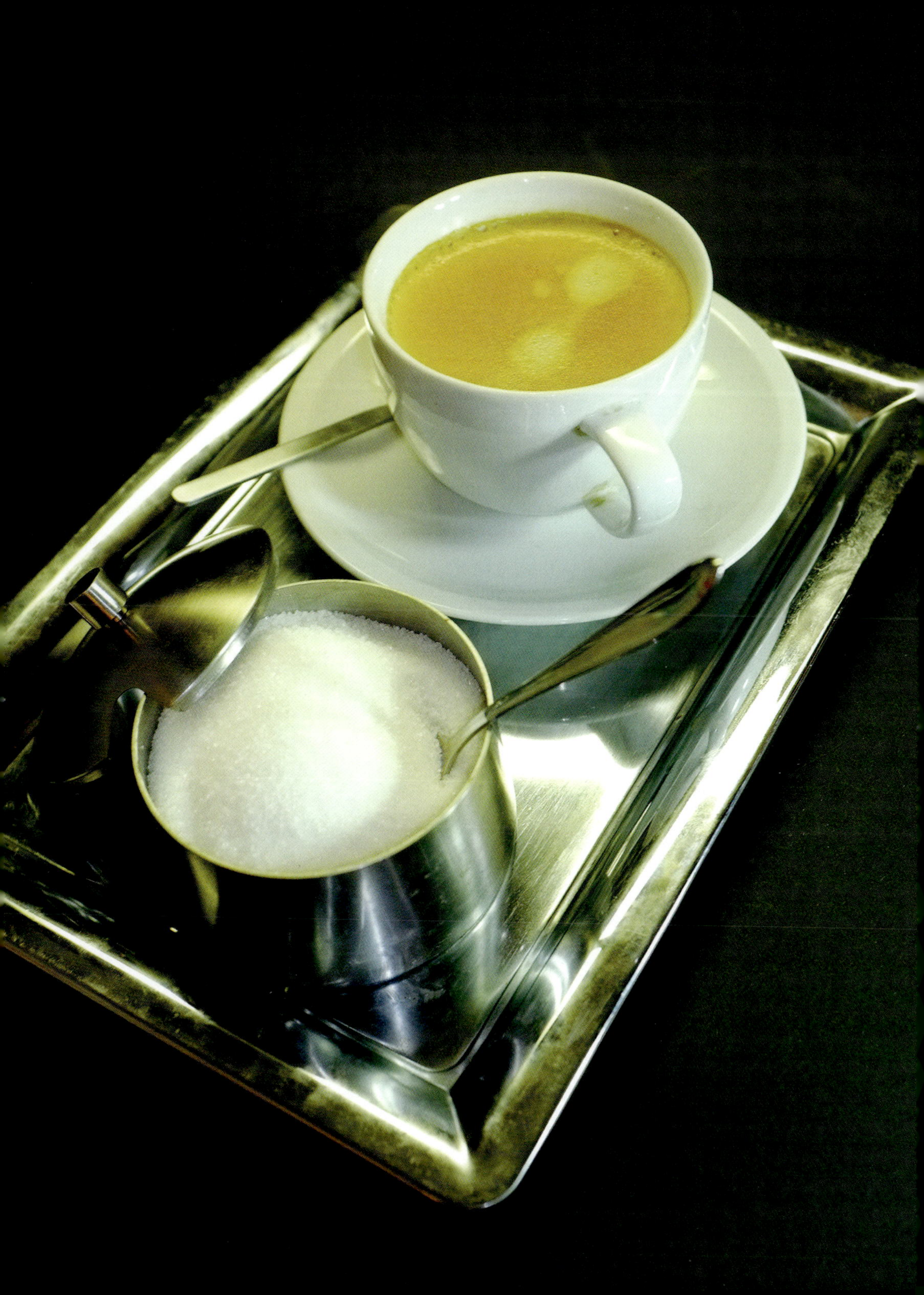

Grundsätzlich sollten Diabetiker den Kaffeegenuss aber nicht übertreiben. Viele Wissenschaftler weisen darauf hin, dass noch zu wenig über alle Auswirkungen des Koffeins bei Diabetes bekannt ist. Das gilt besonders für hohe Dosen Koffein bei Diabetikern, die schon längere Zeit unter einer gestörten Durchblutung leiden.

Kaffee als „Hausmittel"

Wahrscheinlich kennen Sie diese Empfehlung und sind ihr auch schon gefolgt: Bei **Kopfschmerzen** trinkt man eine Tasse starken Kaffee, vermischt mit dem Saft einer Zitrone, langsam und in kleinen Schlucken. Warum es wirkt, weiß man nicht so genau. Aber vielen hat dieses Hausmittel schon geholfen, denn Kopfschmerzen sind ein weit verbreitetes Übel.

Die Medizin kennt nicht den einen Kopfschmerz, sondern abhängig von dessen Ursprung an die 200 verschiedene Arten. Neben psychischen und angeborenen Ursachen begünstigen auch lebensstilbezogene Einflüsse die Entstehung von Kopfschmerzen. Zu letzteren zählen zu geringe Flüssigkeitsaufnahme, Schlafmangel, zu viel Lärm und psychosozialer Stress. Kopfschmerzen können aber auch als Symptom einer anderen Erkrankung auftreten, etwa einer Nervenschädigung oder einer Störung des Wasserhaushalts durch eine Nierenerkrankung. Wiederkehrende, länger andauernde und starke Kopfschmerzen verlangen auf jeden Fall eine ärztliche Abklärung.

Kaffee als Hausmittel bei Kopfschmerzen ist schon seit Jahrhunderten gebräuchlich. Vor der Erfindung von Aspirin und ähnlichen Medikamenten erfuhren viele Kopfschmerzgeplagte die wohltuende Wirkung von Kaffee und gaben ihre Erfahrung über Generationen weiter. Was die Kopfschmerzen besänftigt ist die psychoaktive Substanz Koffein. Eine Art von Kopfschmerzen wird durch Durchblutungsstörungen an den Schläfen verursacht. Die Nerven melden uns diesen Umstand auf ihre Art: durch Schmerzen. So signalisiert das Gehirn, dass es an der Zeit ist, abzuschalten, etwas zu trinken oder einfach einmal auszuschlafen. Das klingt recht einfach, und so einfach ist in diesem Fall auch die Wirkung von Koffein. Statt wie in anderen Blutgefäßen eine Entspannung zu bewirken, führt Koffein in jenen des Gehirns zuerst zur Anspannung und erst ab einem bestimmten Punkt zur Entspannung. Dadurch wird die Durchblutung gefördert und der Schmerz lässt nach. Natürlich

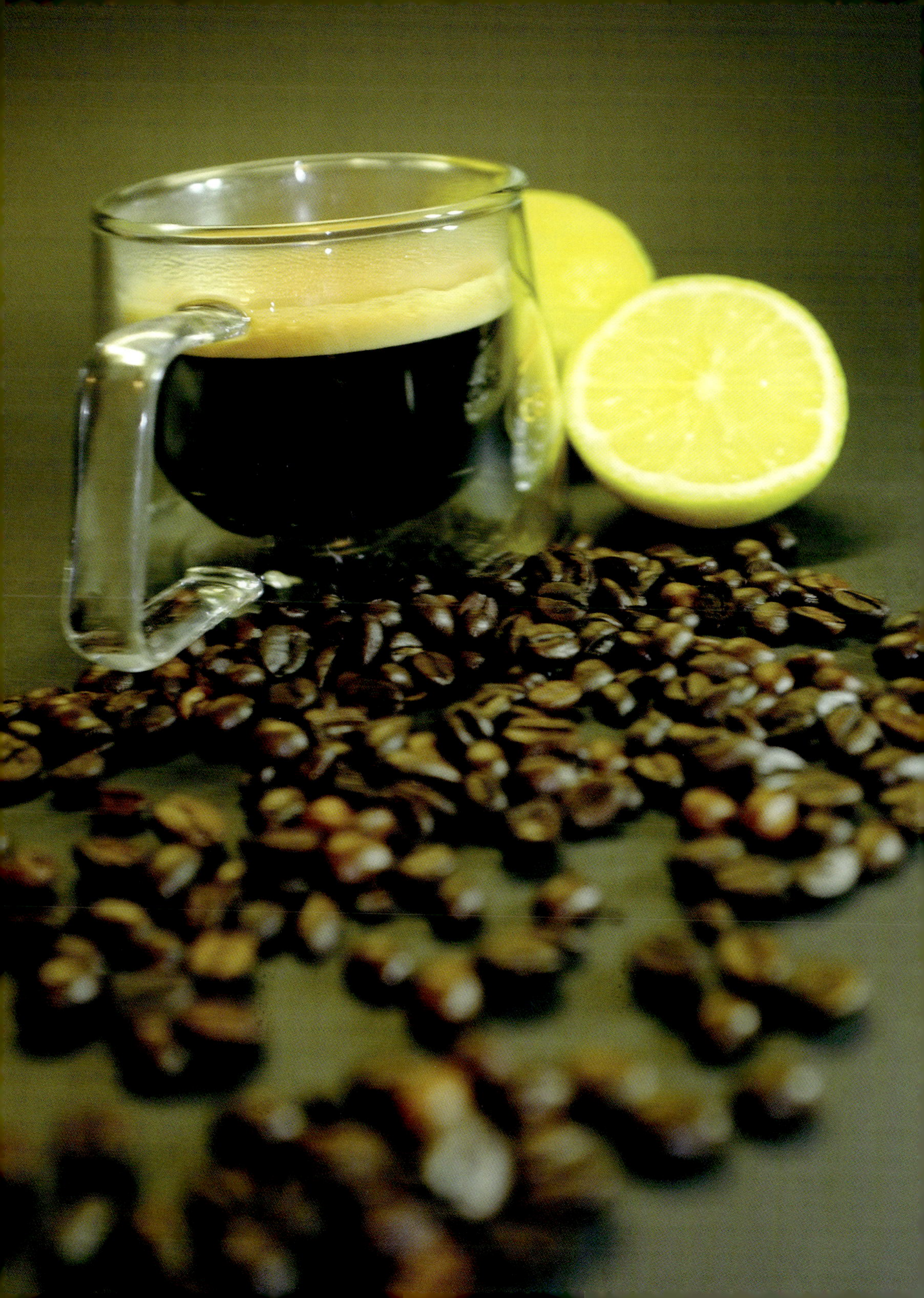

soll uns diese segensreiche Wirkung des Kaffees nicht davon abhalten, auch einmal unseren Lebensstil und Lebensrhythmus zu überdenken.

Der besonders starke Kaffee, in kleinen Schlucken getrunken, gilt auch bei manchen anderen Arten von Kopfschmerzen als probates Hausmittel. Eine besonders unangenehme Art des Kopfschmerzes ist die Migräne. Sie tritt meist einseitig auf und kann mit Symptomen wie Übelkeit, Lichtempfindlichkeit und sogar Erbrechen einhergehen. Auch hier kann Kaffee zur Linderung beitragen, und es ist kein Wunder, dass Koffein auch in pharmakologisch entwickelten Kombinationspräparaten gemeinsam mit Kopfschmerz-Wirkstoffen eingesetzt wird. Bei manchen Arten von Kopfschmerzen ist noch nicht ganz klar, auf welche Art Koffein wirkt. Man geht davon aus, dass es sich bei solchen Formen von Kopfschmerzen um ein verflochtenes Stoffwechselgeschehen handelt, bei dem sich die Blutgefäße des Gehirns erweitern. Gesteuert wird dieser Vorgang durch das Hormon Adenosin. Die Blutgefäße werden infolge der Dehnung durchlässig, Teile des Blutplasmas können in das umliegende Gewebe sickern und dort schmerzhafte Entzündungen auslösen. Weil aber Koffein die Andockstellen des Adenosins besetzt, verhindert es, dass die Signale zur Gefäßerweiterung weitergeleitet werden. Die Gefäße ziehen sich wieder zusammen, das Gehirngewebe ist nicht mehr so stark durchblutet und der Kopfschmerz klingt ab.

Jedenfalls: Bei gelegentlichen Kopfschmerzen kann eine Tasse Kaffee Abhilfe schaffen. Bei starken oder gar chronischen Kopfschmerzen muss aber die Ursache ärztlich abgeklärt werden.

Eine Entdeckung von Wissenschaftlern der Universität Houston in Texas ließ die medizinische Fachwelt aufhorchen, wenn auch teils ungläubig: Eine Mischung aus Kaffee und Alkohol – also der klassische Espresso mit Cognac – soll als Erste-Hilfe-Mittel nach einem **Schlaganfall** Gehirnschäden verhindern. Dieser Studie zufolge könnten die Gehirnschäden um bis zu 75 Prozent reduziert werden, wenn den Patienten innerhalb von einer halben Stunde nach dem Anfall die Kaffee-Alkohol-Mixtur verabreicht wird. Nimmt der Patient diese Mischung innerhalb von zwei Stunden nach dem Anfall ein, könnten bereits verursachte Schäden und eine weitere Schädigung minimiert werden. Es gibt zwar genügend Medikamente, welche Blutgerinnsel im Gehirn auflösen. Diese können die Schädigung der betroffenen Gehirnareale eindämmen, müssen aber rechtzeitig verabreicht werden. Weil es einige Zeit dauern kann, bis der vom Schlag Getroffene in die Notaufnahme einer Klinik gelangt oder ein Notarzt Erste-Hilfe-Maßnahmen setzen kann, könnte das „Hausmittel“ Kaffee mit Alkohol diese Zeitspanne überbrücken, ist der Leiter der Studie, Prof. James Grotta, überzeugt. Von Notfall-Medizinern wird diese Erste-Hilfe-Maßnahme allerdings sehr zurückhaltend beurteilt, vor allem, weil sich die Ergebnisse der Studie ausschließlich auf Tierversuche beziehen. Es ist auch noch nicht klar, auf welche Weise der Effekt bewirkt wird. Man vermutet, dass die gleichzeitige Stimulation und Blockierung von Botenstoffen im Gehirn etwas damit zu tun haben könnte.

Eine andere Studie aus dem Land der unbegrenzten Möglichkeiten jenseits des Atlantiks ist weniger umstritten und freut vor allem männliche Kaffeegenießer. Wissenschaftler des John Hopkins Medical Centers in Michigan attestieren dem Kaffee nämlich Eigenschaften eines **Potenzmittels**. Das ist durchaus nachvollziehbar, denn Kaffee fördert die Durchblutung und wirkt als sanftes Stimulans. Kaffee regt das zentrale Nervensystem an und hilft damit der Sinnlichkeit auf die Sprünge, steigert die Herzleistung, erweitert die Blutgefäße und sorgt so für eine bessere Durchblutung aller Körperregionen, auch jener für den Liebesakt zuständigen. Diese Wirkung wird allerdings nicht einfach durch die „Tasse Kaffee davor“ erreicht. Mann muss regelmäßig Kaffee konsumieren, und zwar vier bis fünf Tassen pro Tag.

Einem traditionellen Einsatz des Kaffees als „Hausmittel“ muss man aus wissenschaftlicher Sicht jede Wirkung absprechen: Kaffee kann **Betrunkene** sicher nicht nüchtern machen! Alkohol und Koffein sind zwar in mancher Hinsicht gegensätzliche Substanzen, sie heben sich in ihrer Wirkung aber nicht gegenseitig auf. Wäre das so, wäre man nach dem Genuss einer der unzähligen Varianten der Mischung von Kaffee und Alkohol – von Irish Coffee bis zum Altwiener „Fiaker“ – nicht unsicher auf den Beinen und benebelt im Hirn.

Aber betrachten wir die Sache objektiv. Neurowissenschaftler können zwar noch nicht bis ins letzte Detail klären, wie Koffein und Alkohol in den Hirnstoffwechsel eingreifen und welche Reaktionen sie bewirken. Es scheint aber gewiss, dass Alkohol den Adenosin-Spiegel im Gehirn erhöht. Koffein besetzt aber die Andockstellen der Rezeptoren für das Hormon Adenosin, sodass es auf den ersten Blick scheint, als ob Koffein tatsächlich der Wirkung des Alkohols entgegengesetzt wäre. Das ist aber ein Trugschluss. Alkohol hat noch an vielen anderen Schaltkreisen des Gehirns seine Finger im Spiel, während das Koffein nur damit beschäftigt ist, das Adenosin im Zaum zu halten.

Koffein nach Alkoholkonsum täuscht eine Ernüchterung nur vor. Am Alkoholspiegel im Blut und seiner einschränkenden Wirkung im Gehirn ändert es nichts. Allerdings kann Kaffee nach reichlichem Alkoholkonsum die Katersymptome am nächsten Morgen mildern, vor allem die bohrenden Kopfschmerzen. Das liegt an der Eigenschaft des Koffeins, die Blutgefäße im Gehirn zu verengen. Erwacht man morgens mit einem heftigen Kater, ist eines der wirkungsvollsten Mittel, ihn zu besänftigen, Kaffee-Oxymel.

Kaffee-Oxymel

Oxymel ist ein Heilmittel, das schon seit der griechischen Antike gebräuchlich ist. Hildegard von Bingen nannte es später Sauerhonig, und es ist tatsächlich nichts anderes als eine Mischung von Honig und Essig. Diese Mixtur ist reich an heterogenen bioaktiven Stoffen, welche freie Radikale neutralisieren, den oxidativen Stress der Zellen reduzieren, entzündungshemmend, immunstärkend und antidegenerativ wirken. In Verbindung mit den Wirkstoffen des Kaffees ist das eine Arznei, die dem Kater Beine macht.

Oxymel kann man gut auf Vorrat herstellen. Man braucht dazu nur Blütenhonig und Apfelessig, beides von möglichst guter Qualität. Das Mischungsverhältnis ist üblicherweise zwei Teile Honig auf einen Teil Essig. Man verrührt die beiden Zutaten sorgfältig in einem Schraubdeckelglas und stellt das verschlossene Glas für mindestens drei Tage in den Kühlschrank. Dann ist das Oxymel reif für die Verwendung. Im Kühlschrank ist es zumindest ein Jahr haltbar.

Für den Anti-Kater-Drink braucht man dann nur noch eine Tasse starken Kaffee, am besten Espresso, den man auf unter 40 Grad Celsius abkühlen lässt. Man mischt drei Teile Kaffee mit einem Teil Oxymel, verrührt das Ganze gut und trinkt den Kater weg.

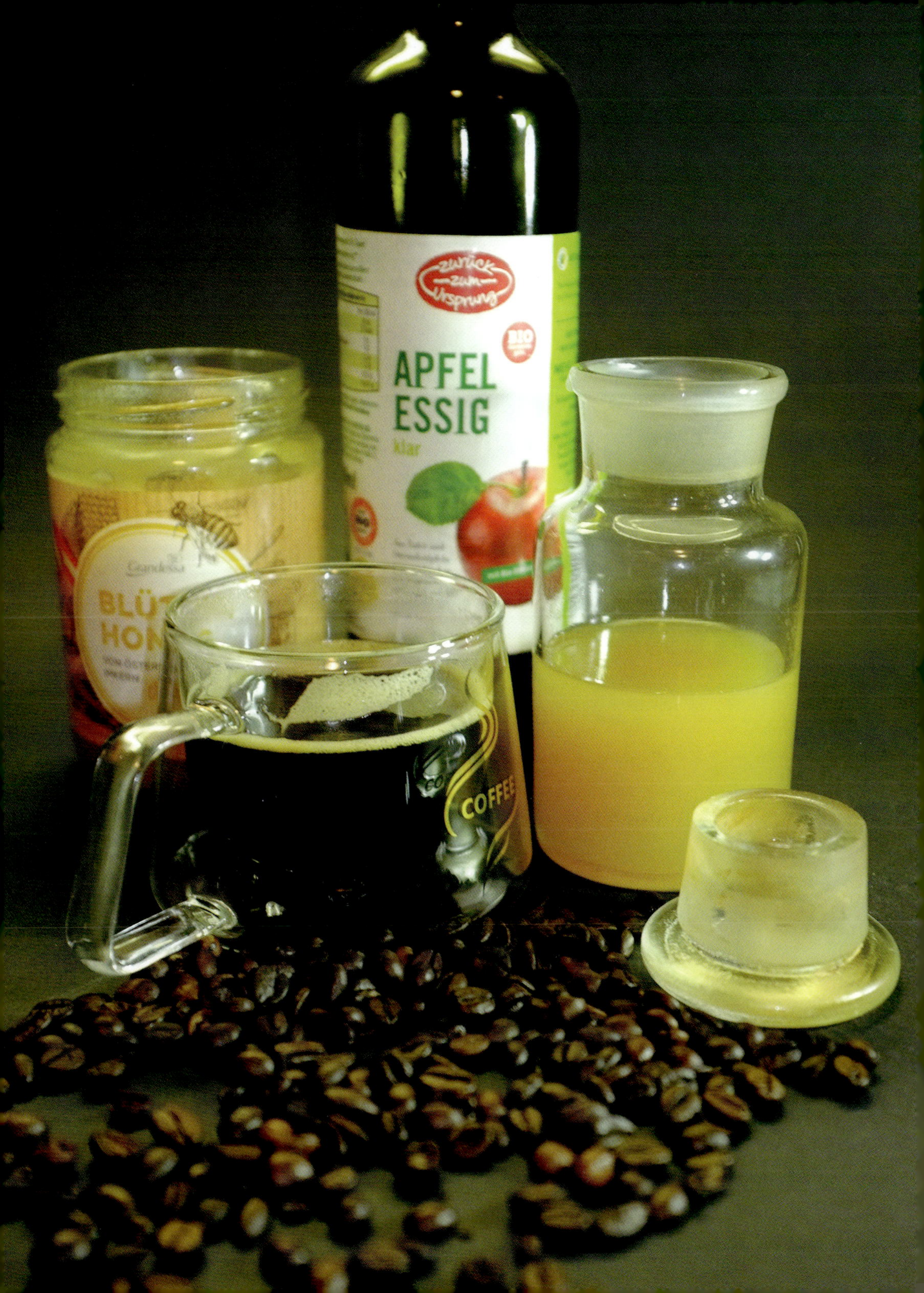
zurück zum Ursprung
BIO
APFEL
ESSIG
klar
COFFEE

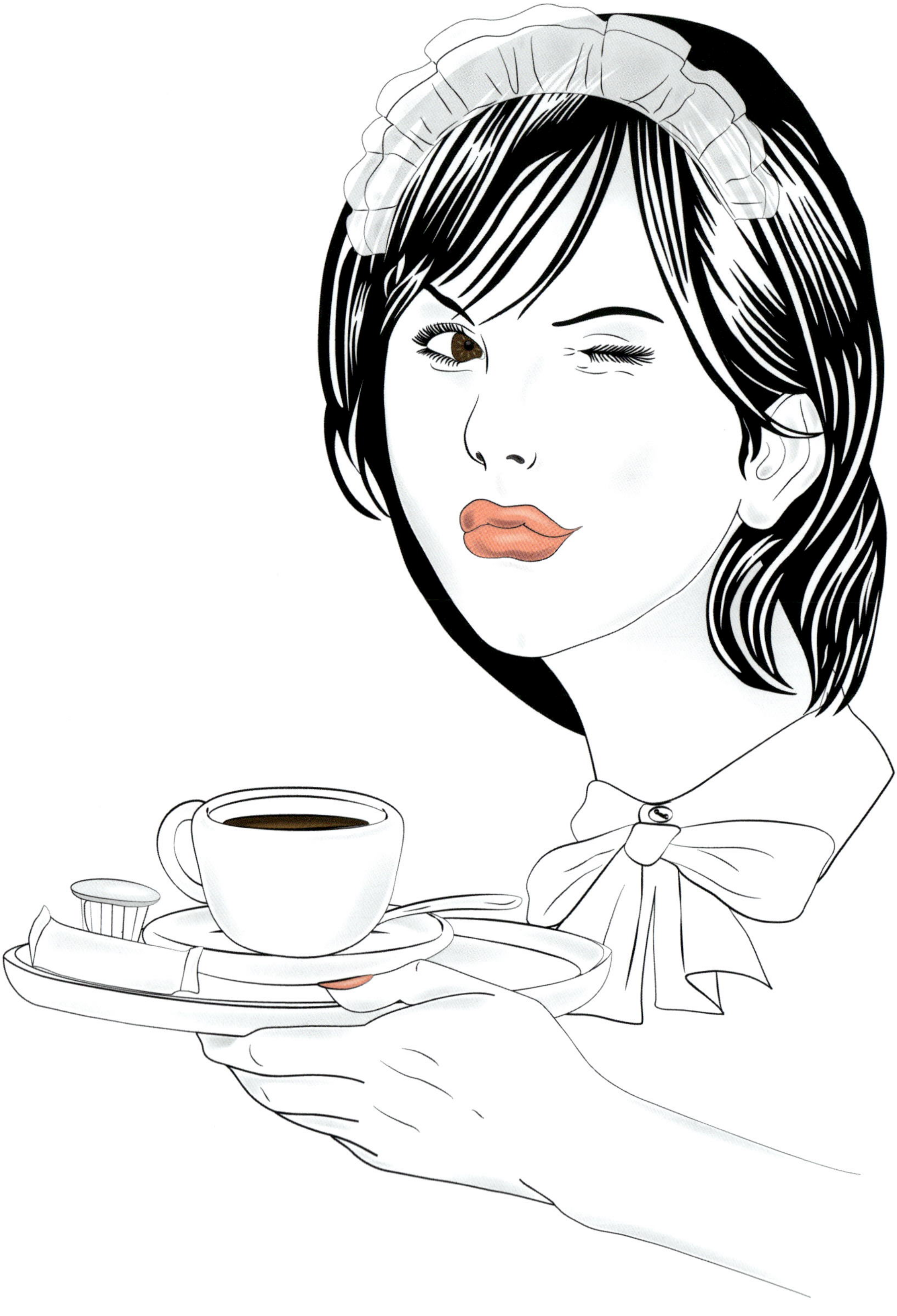

Espresso, Filterkaffe, Mokkakanne, French Press: Es gibt verschiedene Arten, Kaffee zuzubereiten, und jede gibt ihm einen eigenen Charakter.

Von der Bohne in die Tasse

Bis die Aroma-, Wirk- und Geschmacksstoffe der gerösteten Kaffeebohnen als betörend duftender Kaffee in der Tasse sind, benötigt es einige wohl überlegte Schritte. Wohl überlegt, weil davon abhängt, welchen Kaffee wir in unsere Tasse bekommen. Denn Kaffee ist nicht gleich Kaffee.

Mit einer Frage befassen sich Kaffeegenießer immer wieder: Mit welcher Aufbrühmethode bekomme ich möglichst viele der guten Inhaltsstoffe aus der Bohne in die Tasse? Weil sich damit auch die Wissenschaft befasst hat, nehmen wir einfach das Ergebnis einer Studie des Wissenschaftlerteams um Professor Chahan Yeretzian von der Zürcher Hochschule für Angewandte Wissenschaften als Anhaltspunkt. Untersucht wurden neun verschiedene Zubereitungsmethoden, von der Espressomaschine über Filterkanne und French Press bis zur Kapselmaschine. Außer für letztere wurden Bohnen der gleichen Kaffeesorte verwendet.

Bis auf die Kapsel lässt die Studie vor allem einen Vergleich von Kaffee zu, der mit Vollautomaten, Siebträgermaschinen und nichtautomatischen Methoden wie Filterkanne, French Press, Mokkakanne oder Mokkatopf zubereitet wird. Beginnen wir mit dem Espresso. Wenig Brühwasser mit hohem Druck ergibt einen konzentrierten Kaffee. Die meisten Vollautomaten und viele Siebträgermaschinen können aber auch die verdünnte Lungo-Variante herstellen. In der Studie wurde dafür das Kaffeepulver statt mit 30 mit 120 Millilitern Wasser extrahiert. Das ergibt natürlich eine Verdünnung der Inhaltsstoffe. Die Kapselmaschine verwendet für 30 Milliliter Wasser 5,5 Gramm Kaffee während Vollautomaten dafür 8 Gramm frisch gemahlenen Kaffee hernehmen. Der Mokkatopf braucht 7,5 Gramm Kaffeepulver auf 110 Milliliter Wasser, die French Press 27,5 Gramm Kaffee auf einen halben Liter Wasser und die Filterkanne 50 Gramm Kaffee auf 0,9 Liter Wasser. Das sind die Vergleichswerte, die der Studie zugrunde liegen. Im Sinne der bestmöglichen Vergleichbarkeit wurden die Kaffeebohnen für jeden Brühvorgang frisch gemahlen.

Die Studie zeigt vor allem eines: Die Wahl der Zubereitungsmethode ist eine Frage des Geschmacks. Die für unsere Gesundheit förderlichen Inhaltsstoffe Koffein und Chlorogensäure werden von der Kaffeesorte und der Menge des aufgebrühten Kaffeepulvers bestimmt und kaum von der Aufbrühmethode. Man kann also das Inhaltsstoffprofil seines Kaffees durch die Wahl der Kaffeesorte viel eher bestimmen als durch die Technik der Zubereitung. Hinsichtlich des Koffeins ist das vor allem die Entscheidung zwischen Arabica und Robusta. Auf den Gehalt an Chlorogensäure und deren Abbauprodukten hat der Röstgrad der Bohnen bestimmenden Einfluss.

Dessen ungeachtet kommt aber der Zubereitung des Kaffees höchste Bedeutung zu, egal mit welcher Methode. Das Aufbrühen ist schließlich der letzte Schritt, der darüber entscheidet, was wir an Aroma und Geschmack in die Tasse bekommen. Und wenn Sie keinen Vollautomaten und keine Kapselmaschine verwenden, beginnt die Zubereitung des Kaffees mit dem Mahlen der Kaffeebohnen. Wirklich guten Kaffee bekommt man eben nur aus frisch gemahlenen Bohnen.

Kaffeebohnen mahlen

Dass Kaffee nicht gleich Kaffee ist liegt zu einem wesentlichen Teil auch an der Art und Weise, wie die Kaffeebohnen gemahlen werden. Oft investiert man viel Geld in die Kaffeemaschine, übersieht dabei aber, dass der einfachste Weg zu gutem Kaffee mit der richtigen Konsistenz darin besteht, frische Bohnen in einer guten Mühle zu mahlen.

Die Kaffeemühle soll ein möglichst homogenes Mahlergebnis liefern. Die Kaffeebohnen sollen nicht in verschieden große Partikel zerbrochen werden, sondern einen einheitlichen Mahlgrad aufweisen. Auch soll das Mahlgut durch das Mahlen nicht erwärmt werden, weil sonst die in den Bohnen enthaltenen Kaffeeöle und Aromen beeinträchtigt werden. Von besonders großer Bedeutung ist die Mühle bei der Zubereitung von Espresso mit der Siebträgermaschine. Sie reagiert nämlich besonders sensibel auf nicht homogen gemahlenes Kaffeemehl, und es muss auch noch sehr fein gemahlen sein. Nur so kann erreicht werden, dass das Wasser in der für die Espressozubereitung idealen Zeit durch das Sieb mit dem Kaffeemehl gepresst wird.

Bei den anderen Zubereitungsmethoden spielt die Mühle keine so entscheidende Rolle wie bei der Siebträgermaschine. Filterkaffee lässt sich auch mit nicht völlig homogen gemahlenem Kaffeemehl zubereiten, auch wird das Kaffeemehl nicht so

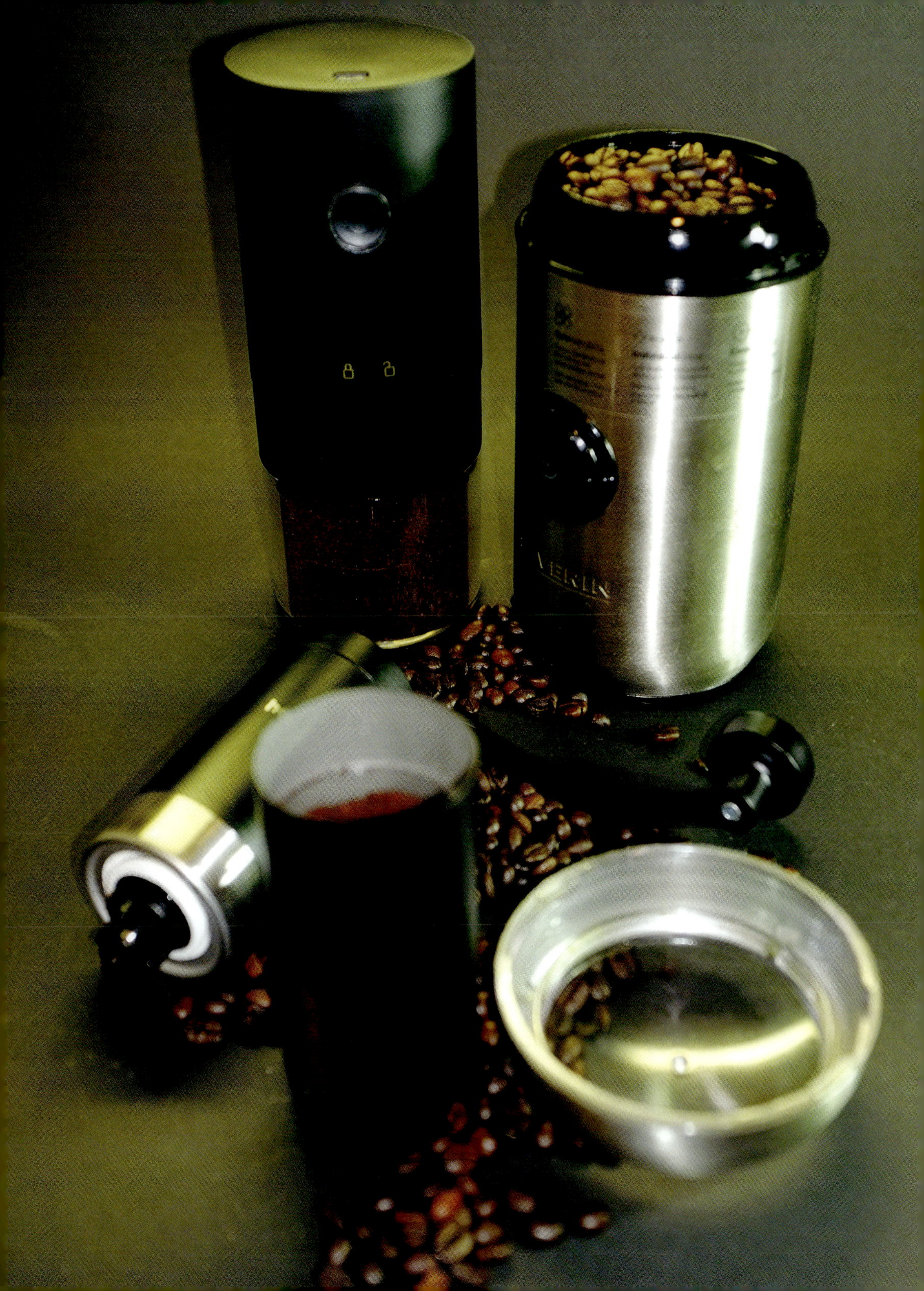

fein gemahlen. Für die Pressstempelkanne, die French Press, soll der Mahlgrad noch gröber sein. Den Zusammenhang zwischen Zubereitungsart und Mahlgrad des Kaffees soll die folgende Übersicht verdeutlichen.

- **Espresso, Siebträgermaschine: feiner Mahlgrad**
Die fein gemahlenen Kaffeepartikel sollen genau die richtige Größe haben, damit ein ausgewogener Geschmack mit vollem Aroma und ein Espresso mit schöner Crema entstehen kann.

- **Filterkaffee und Mokkakanne: mittelfeiner Mahlgrad**
Mittelfein gemahlener Kaffee ist ideal für den Filter und die Mokkakanne, aber auch für die kalte Zubereitung von Kaffee, etwa nach der Immersion-Brew-Methode in der Stempelkanne. Das gewünschte Ergebnis lässt sich in gewissen Grenzen über die Dosierung des Kaffeemehls steuern.

- **French Press: grober Mahlgrad**
Die Pressstempelkanne hat keinen Filter im eigentlichen Sinn, sondern ein feines Sieb. Das Wasser hat ausreichend Zeit, um die Zellstruktur auch großer Kaffeepartikel zu durchdringen. Kaffeeöle und Aromastoffe gehen in den Kaffee über, ohne zu viele Bitterstoffe zu extrahieren.

Bei der Frage nach der richtigen Kaffeemühle ist zuerst die Entscheidung zwischen einer elektrischen Mühle und einer mit Handbetrieb zu treffen. Die beste Mahlqualität hinsichtlich der Gleichmäßigkeit des Kaffeepulvers erreicht man zweifellos mit einer elektrischen Mühle, natürlich abhängig von der Art des Mahlwerks. Außerdem ist es bequemer die Bohnen per Knopfdruck und nicht durch Drehen der Handkurbel zu mahlen. Wenn man mehr als zwei Personen mit Kaffee von frisch gemahlenen Bohnen versorgen will, kann das Mahlen mit der Handmühle ganz schön anstrengend werden. Trotzdem sind Handmühlen nicht bloß ein nostalgischer Ziergegenstand in der Küche. Sie haben durchaus Vorteile. So sind sie wesentlich leiser im Betrieb als eine elektrische Mühle. Zudem sind sie klein und leicht, man kann sie auch in den Urlaub mitnehmen. Sie brauchen keinen Stromanschluss, man muss bloß mindestens eine halbe Minute die Kurbel drehen. Weil zeitgemäße Handmühlen meist über ein Kegelmahlwerk verfügen, ist das Mahlgut auch fein und homogen genug für die Zubereitung von Espresso. Ganz können Handmühlen mit elektrischen Mühlen nicht mithalten, abgesehen davon, dass sie doch einen gewissen Kraftaufwand beim Mahlen der Kaffeebohnen verlangen.

Bedeutsamer als der Antrieb durch Strom oder Hand ist für die Qualität des Mahlguts die Art des Mahlwerks. Es gibt Kaffeemühlen mit Schlagmesser-, Scheiben- und Kegelmahlwerk.

Das **Schlagmessermahlwerk** findet man meist in sehr preisgünstigen elektrischen Kaffeemühlen. Ähnlich wie bei einem Pürierstab zerschlägt ein sich drehendes Metallmesser das Mahlgut in kleine Stücke. Diese Stücke sind unterschiedlich groß, ein wirklich homogenes Mahlergebnis ist kaum zu erreichen. Während sich an den Rändern des Bohnenbehälters und unter dem Schlagmesser sehr feines Kaffeemehl bildet, bleibt es in der Mitte deutlich gröber. Durch die hohe Drehzahl des Schlagmessers wird zudem das Mahlgut erwärmt, was die Qualität des Kaffeemehls beeinträchtigt. Für Filterkaffee oder French Press mag die Qualität des Mahlguts ausreichend sein, für einen Espresso in guter Qualität wohl kaum.

Kaffeemühlen mit **Scheibenmahlwerk** verfügen über zwei aneinanderliegende Mahlscheiben. Eine Mahlscheibe steht fest, während sich die andere dreht. Die Kaffeebohnen werden zwischen den Mahlzähnen der Scheiben in immer kleinere Stücke zerdrückt. Sind sie fein genug, werden die Partikel durch die Fliehkraft an den Außenrändern zwischen den Mahlscheiben herausgepresst. Die Größe des Abstands zwischen den Mahlscheiben lässt sich verstellen und auf diese Weise der Mahlgrad regulieren. Scheibenmahlwerke liefern ein sehr gleichmäßiges Mahlgut und bei entsprechender Einstellung ist es auch fein genug für Espressomaschinen. Bei kleinen Scheibenmahlwerken entsteht durch die höhere Drehzahl der rotierenden Scheibe Wärme. Bei großen Scheiben ist eine niedrigere Drehzahl für den Mahlvorgang ausreichend. Außerdem erwärmen sich größere Scheiben weniger rasch und können deshalb auch das Mahlgut kaum erwärmen, was der Qualität des Kaffeemehls zugutekommt.

Bei Scheibenmahlwerken kann es zu typischen Störungen kommen, die aber leicht zu beheben sind. Wird der Mahlgrad feiner gestellt und die Mühle mahlt danach nicht mehr, hat das einen einfachen Grund. Je feiner der Mahlgrad, umso näher liegen die beiden Scheiben aneinander. Ist der Abstand zu gering, können sich die Mahlscheiben gegenseitig blockieren. Das Problem lässt sich lösen, indem man den Mahlgrad wieder etwas gröber stellt.

Mahlt die Mühle nicht, obwohl der Mahlgrad nicht verstellt wurde, hat sich wahrscheinlich eine Bohne zwischen den Mahlscheiben verklemmt. Der Motor hat dann aus dem Stand heraus nicht die nötige Kraft, um sie zu zerkleinern. Das kann auch dann passieren, wenn der Mahlgrad bei ausgeschalteter Mühle verstellt wurde. Man sollte deshalb den Mahlgrad immer bei laufendem Motor verändern. Hat sich eine Bohne verklemmt, stellt man die Mühle auf den Kopf und versucht, alle Bohnen aus ihr zu entfernen. Unter Umständen muss man die obere Mahlscheibe ganz hochziehen oder entfernen.

Beim **Kegelmahlwerk** werden die Kaffeebohnen dadurch zerkleinert, dass sie zwischen einem nach oben hin sich verjüngenden Kegel und der Außenwand des Bohnenbehälters gequetscht werden. Den Mahlgrad kann man verändern, indem der Abstand zwischen dem sich drehenden Kegel und der Außenwand des Bohnenbehälters verändert wird. Die verhältnismäßig großen Schneidkanten des Kegels lassen eine geringere Drehgeschwindigkeit für den Mahlprozess zu, wodurch kaum Wärme erzeugt wird.

Kegelmahlwerke findet man in elektrischen Mühlen und in Handmühlen, aber auch im Großteil der Kaffeevollautomaten. Sie gelten als sehr schonende Art, die Kaffeebohnen fein zu mahlen. Die geringere Drehzahl und die dadurch bewirkte geringere Erwärmung des Mahlguts ist zwar der wesentliche Vorteil des Kegelmahlwerks gegenüber dem Scheibenmahlwerk. Man kann deshalb aber nicht generell sagen, dass Kegelmahlwerke besser als Scheibenmahlwerke wären. Die Güte einer Kaffeemühle hängt von verschiedenen weiteren Faktoren ab, etwa der Größe von Kegel oder Mahlscheiben, der Möglichkeit zur stufenlosen Mahlgradeinstellung und dem sogenannten „Totraum" in der Mühle.

As Totraum bezeichnet man jenen Bereich in der Mühle, in dem nach einem Mahlvorgang Reste von Kaffeemehl zurückbleiben. Diese Reste gelangen in das frische Kaffeemehl des nächsten Mahlvorgangs. Je nachdem, wie oft Sie Ihre Kaffeebohnen frisch mahlen, können diese Reste alt und ohne Aroma oder im Extremfall sogar ranzig werden. Auf jeden Fall haben sie in frisch gemahlenem Kaffee nichts verloren. Moderne Handmühlen haben nur einen minimalen Totraum, weil das Kaffeemehl meist direkt unter dem Mahlwerk aus der Mühle fällt. Bei elektrischen Mühlen ist der Totraum je nach Bauart unterschiedlich groß, und es empfiehlt sich, diesen Totraum nach jedem Mahlvorgang auszuputzen.

Egal, welche Kaffeemühle Sie bevorzugen, sie sollte regelmäßig gereinigt werden. Altes Kaffeemehl sammelt sich nicht nur im Totraum der Mühle, sondern auch

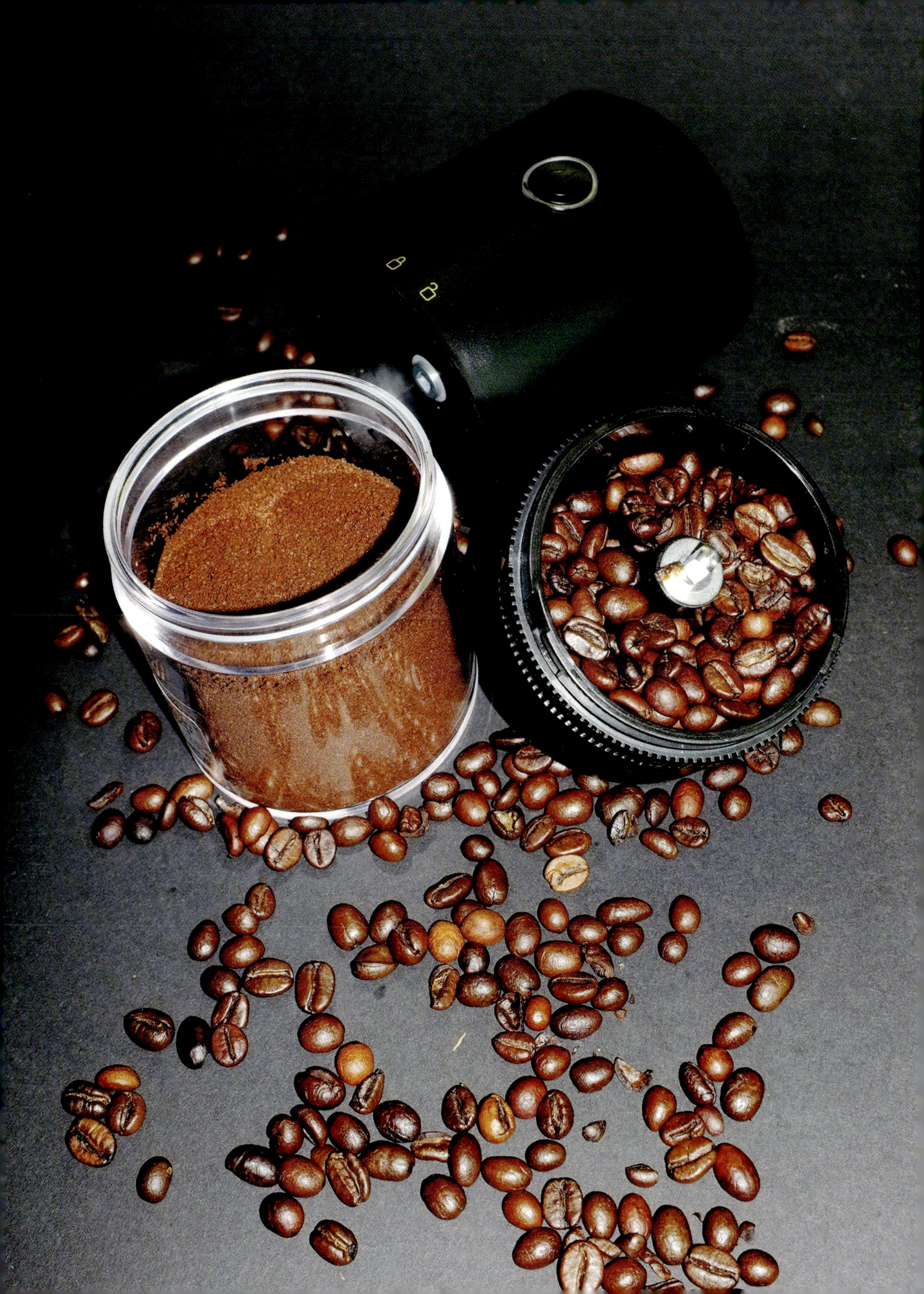

an verschiedenen Bauteilen des Mahlwerks. Verfügt Ihre Mühle über einen Bohnenbehälter und befindet sich in diesem ein Bohnenvorrat, kann aus diesen Bohnen Kaffeeöl austreten, unter Umständen ranzig werden und den Geschmack der nächsten Bohnenfüllung beeinträchtigen. Man sollte den Bohnenbehälter also immer reinigen, bevor man die Bohnen nachfüllt. Von Zeit zu Zeit sollte man das Mahlwerk mit einer kleinen Bürste (und ohne Wasser!) sorgfältig durchbürsten. Manchmal hört man die Empfehlung, das Mahlwerk mit einem speziellen Reinigungsgranulat, mit ungekochten Reis- oder Dinkelkörnern zu reinigen. Das ist völlig unnötig. Sorgfältig abbürsten und den „Schmutz" auswischen oder, noch besser, mit einem kleinen Handstaubsauger absaugen reicht in jedem Fall aus.

Hauptzutat Wasser

Kaffee besteht zu rund 98 Prozent aus Wasser. Darum ist klar, dass die Qualität des Wassers einen entscheidenden Einfluss auf den Geschmack des Kaffees hat. Wasser für den Kaffee sollte auf jeden Fall klar und geruchlos sein. Auch wenn wir es kaum merken, ist in unserem Wasser eine ganze Reihe von Mineralien, Salzen und Metallen gelöst. Sie bestimmen die Härte des Wassers und nebenbei auch, wie oft Sie Ihre Kaffeemaschine entkalken müssen. Die Wasserhärte hat einen erheblichen Einfluss auf den Geschmack des Wassers und in der Folge auch auf jenen des Kaffees. In manchen Regionen kommt eher weiches Wasser aus dem Wasserhahn. Das ist für die Kaffeezubereitung ein Vorteil. Als ideal für den Kaffee sieht man eine Wasserhärte von 6 bis 8 °dH an. Das liegt daran, dass härteres Wasser schon eine Menge an Stoffen in sich gelöst hat, was die feine Säure des Kaffees neutralisieren kann. Das Ergebnis ist ein wenig aromatischer und eher flach schmeckender Kaffee. Man kann die Wasserhärte bis zu einem gewissen Grad ausgleichen, indem man mehr Kaffeemehl verwendet oder bei Filterkaffee einen feineren Mahlgrad für die Bohnen wählt.

Eine bessere Lösung ist allerdings die Verwendung eines Wasserfilters. Es gibt Systeme mit Filterpatronen direkt am Wasserhahn, aber auch einfache und kostengünstige Wasserkannen mit Aktivkohlefilter. Der geschmackliche Unterschied zwischen Kaffee aus Wasser mit und ohne hohem Mineralstoffgehalt ist ausgeprägt. Der Umstieg vom gewöhnlichen Leitungswasser auf gefiltertes Wasser für die Kaffeezubereitung ist bei harter Wasserqualität die einfachste Möglichkeit, den Geschmack und das Aroma Ihres Kaffees zu verbessern.

Espresso

Für viele Kaffeegenießer ist er die einzig wahre Art von Kaffee. Jedenfalls ist er der einzige Kaffee, der unter Druck aufgebrüht wird. Beim Zubereiten mit der Espressomaschine bleibt die Wassertemperatur knapp unterhalb des Siedepunktes. Der Kaffee wird weder aufgekocht noch verbrüht. Aromen, Säuren und Geschmacksstoffe werden schonend aus den gemahlenen Bohnen extrahiert, während für die Lösung der unerwünschten Bitterstoffe die kurze Einwirkzeit des heißen Wassers nicht ausreicht.

Rund um die Kunst, perfekten Espresso zuzubereiten, gibt es jede Menge Theorien und Varianten. Manche schwören auf die klassische italienische Methode, andere auf die amerikanische oder skandinavische. Das sind aber nur persönliche Vorlieben und sie ändern nichts daran, dass man mit dem Begriff Espresso sowohl die Art als auch das Ergebnis der Kaffeezubereitung bezeichnet.

Bei den Espressomaschinen gibt es zwei Arten: die Kaffeevollautomaten und die Siebträgermaschinen. Vollautomaten machen, wie schon der Name vermuten lässt, alles selbsttätig. Man muss nur Wasser und Kaffeebohnen in die jeweiligen Vorratsbehälter füllen und im Programm-Menü der Maschine die Art von Kaffee oder Espresso wählen, die man in Tasse oder Glas gefüllt haben will. Ein direkter Eingriff in den Ablauf der Zubereitung ist weder nötig noch möglich. Was es zur Espresso-Zubereitung mit dem Vollautomaten zu sagen gibt, steht in dessen Betriebsanleitung. Wir müssen uns im Rahmen unserer Kaffee-Betrachtungen nicht näher damit befassen.

Ganz anders sieht es aus, wenn wir den Blick auf die **Siebträgermaschine** richten. Sie ist zwar auch praktisch und bequem und sorgt für raschen Kaffeegenuss, bietet aber auch die Möglichkeit, die Espresso-Zubereitung zu einer regelrechten Leidenschaft und einem kleinen Ritual werden zu lassen. Wie es die Voraussetzung für ein Ritual sein soll, besteht es aus mehreren aufeinander abgestimmten Schritten: die Bohnen in feinem Grad frisch mahlen, das Sieb bzw. den Siebträger reinigen, die Maschine aufheizen, den Siebträger befüllen, tampen und mit der charakteristischen Bewegung in die Maschine einsetzen. Und natürlich sollte man die Tasse auf der beheizten Platte an der Oberseite der Maschine vorwärmen.

Es ist kein Vorurteil exzentrischer Espresso-Gourmets, sondern eine objektiv gesehene Tatsache: Espresso aus einer Siebträgermaschine ist der intensivste und aromareichste Kaffee, den man sich wünschen kann. Der Kaffee muss sehr fein gemahlen sein, damit das heiße Wasser unter einem hohen Druck auf eine möglichst große Oberfläche trifft. Am Ende steht dann ein kleiner, starker Kaffee mit einer „Crema" genannten Schaumkrone, der alle Stärken, aber auch die Schwächen von Bohne, Röstung und Zubereitung schonungslos offenlegt.

Das gemeinsame Kennzeichen aller Siebträgermaschinen ist, unabhängig von der Bauart, dass man das Sieb, in dem sich das Kaffeemehl befindet, in die Maschine klemmt, damit das Wasser mit hohem Druck durch das Kaffeemehl gepresst werden kann. Im Prinzip gibt es vier verschiedene Arten von Siebträgermaschinen: Einkreiser, Zweikreiser, Dualboiler und die Handhebelmaschine. Alle Systeme liefern auch Dampf für das Aufschäumen von Milch, etwa für Cappuccino oder Melange.

Der **Einkreiser** ist das Grundmodell einer Siebträgermaschine. Er hat nur einen Kessel, in dem sowohl das Wasser für den Espresso wie auch für den Wasserdampf erhitzt wird. Weil für den Espresso das Wasser zwischen 90 und 94 Grad, für den Dampf aber zwischen 110 und 130 Grad haben soll, braucht es nach der Espresso-Ausgabe eine kurze Aufheizzeit, bis der Wasserdampf für das Milchaufschäumen verfügbar ist. Der Wasserkessel ist aber relativ klein, und die kleine Wassermenge, die kontinuierlich aus dem Vorratsbehälter nachläuft, lässt sich rasch erhitzen. Das hat auch den Vorteil, dass die Maschine nicht über längere Zeit aufgeheizt werden muss, sondern meist schon nach ein bis zwei Minuten betriebsbereit ist. Außerdem kühlt das Wasser nach der Dampfabgabe rasch wieder ab und hat damit die für die Espressozubereitung nötige geringere Temperatur. Ist das Wasser für den Espresso nämlich zu heiß, wird das Kaffeemehl im Siebträger verbrüht oder gar verbrannt. Ein Espresso, der auf diese Weise entsteht, ist ungenießbar. Moderne Einkreiser haben eine Temperaturschaltung, welche die Espressozubereitung so lange blockiert, bis das Wasser die für den Espresso richtige Temperatur hat.

Einkreiser mit kleinem Wasserkessel sind eine preiswerte Möglichkeit, die Vorteile einer Siebträgermaschine zu nutzen und sich mit sehr gutem Espresso oder Cappuccino zu verwöhnen.

Der **Zweikreiser** ist die ideale Siebträgermaschine, wenn man vorwiegend Cappuccino, Latte Macchiato oder Melange genießen will. Das Aufschäumen der Milch geht mit dieser Maschine noch einfacher als mit dem Einkreiser, weil zwei verschiedene Wasserkreisläufe aus dem einen Kessel das Wasser für den Espresso und den

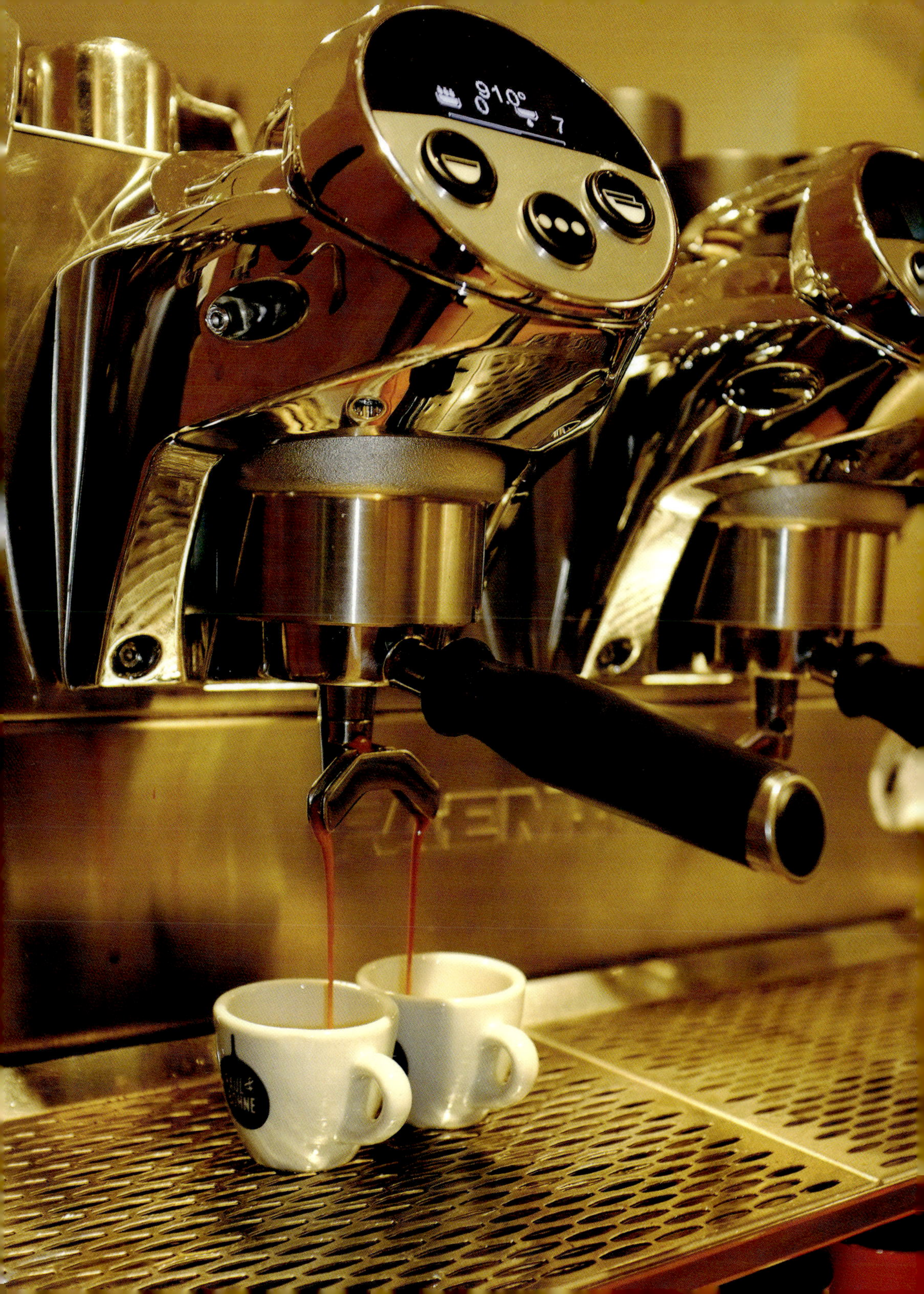
91.0°
7

Dampf für die Milchaufschäumung liefern. Es funktioniert auf die Weise, dass das Wasser für den Dampf im Kessel auf die für den Espresso natürlich zu hohe Temperatur von 110 bis 130 Grad erhitzt wird. Im Kessel entsteht dabei ein hoher Druck und es steht sehr viel Wasserdampf zur Verfügung, um schönen, cremigen Milchschaum zu erzeugen. Der Wasserdampf für die Milchaufschäumung wird also direkt aus dem Kessel bezogen, nicht jedoch das Wasser für den Espresso. Dafür steht ein eigener Wasserkreislauf zur Verfügung. Er führt das Wasser direkt aus dem Vorratsbehälter über ein System von Röhren durch den heißen Kessel und bringt es auf diese Weise mit der für den Espresso richtigen Temperatur zur Pumpe, die es mit hohem Druck durch das Kaffeemehl im Sieb presst.

Im Gegensatz zum Einkreiser braucht der Zweikreiser eine relativ lange Aufheizzeit, je nach Größe des Wasserkessels bis zu einer halben Stunde. Auch muss man, bevor man den Siebträger mit dem Kaffeemehl einsetzt, eine gewisse Wassermenge ablassen. Man nennt das den Leerbezug. Er ist nötig, weil sich nach der letzten Espressoausgabe noch Wasser in den Röhren befindet und dieses auf die hohe Kesseltemperatur für die Dampferzeugung miterhitzt wird. Dieses für den Espresso viel zu heiße Wasser muss also abgelassen werden, damit es durch Wasser mit der richtigen Temperatur aus dem Vorratsbehälter ersetzt werden kann.

Große Siebträgermaschinen haben nicht nur zwei getrennte Wasserkreisläufe, sondern auch zwei getrennte Wasserkessel. Man nennt sie **Dualboiler**. Der eine Kessel wird nur verwendet, um das Wasser auf die ideale Brühtemperatur für den Espresso zu erhitzen, während das Wasser im zweiten Kessel auf die höhere Temperatur für die Erzeugung von Wasserdampf gebracht wird. Eine Dualboiler-Maschine bietet viele Vorteile, aber – neben dem hohen Preis – auch einen Nachteil. Das Wasser für die Espressozubereitung befindet sich in dem einen der beiden Kessel, es wird bei jedem Brühvorgang erhitzt, es fließt kein frisches Wasser aus einem Vorratsbehälter nach. Dualboiler-Maschinen sollten deshalb häufig und regelmäßig benutzt werden, damit das im Kessel stehende Wasser nicht zu alt wird.

Der Klassiker unter den Siebträgermaschinen ist die **Handhebelmaschine**. Sie ist technisch das einfachste und auch das älteste System. Bis auf die Erhitzung des Wassers, die natürlich elektrisch erfolgt, sind die anderen Vorgänge rein mechanisch und Handarbeit. In einem Kessel mit eingebautem Steigrohr wird das Wasser auf die voreingestellte Temperatur erhitzt, wodurch sich auch der Druck im Kessel erhöht.

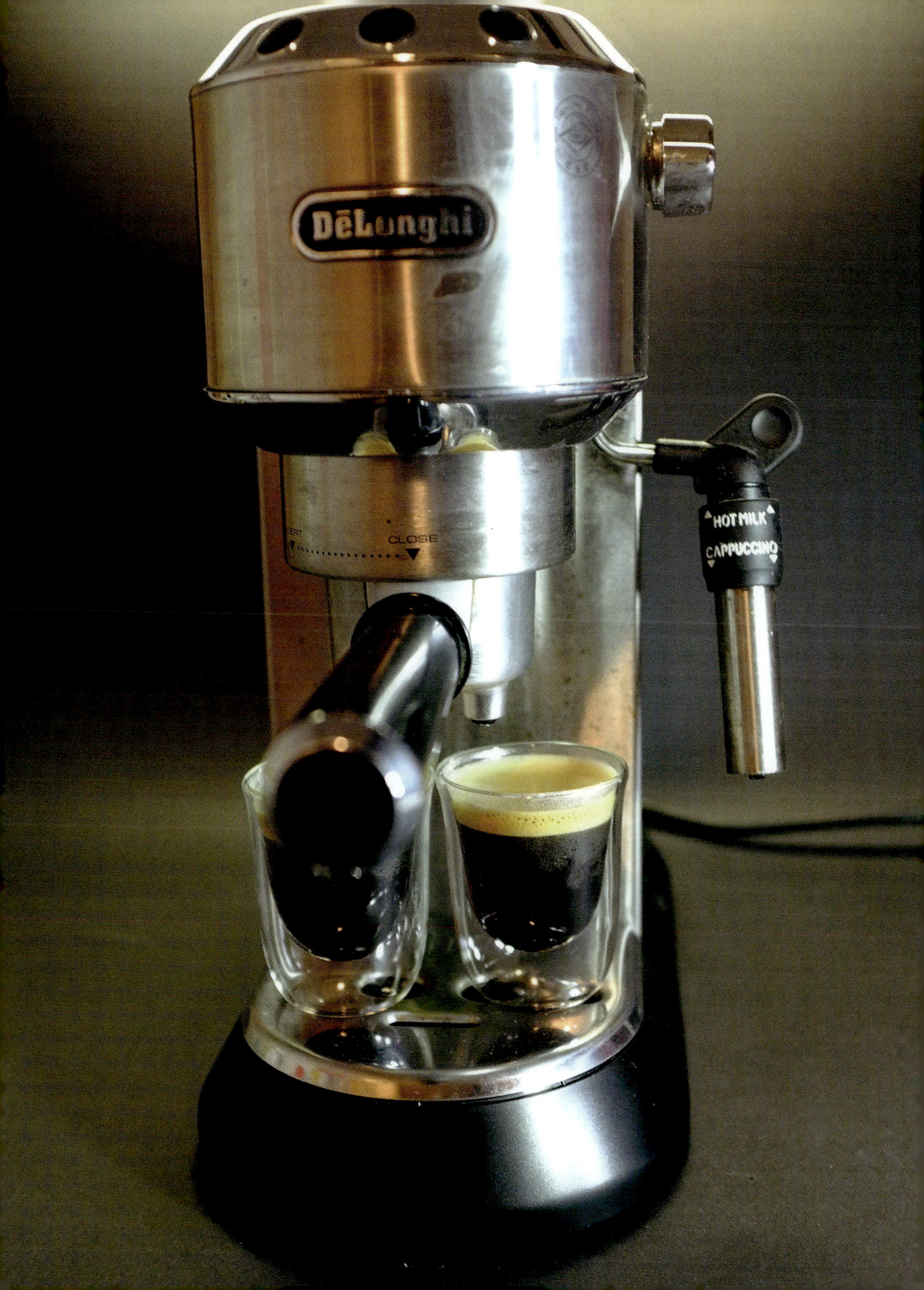
DēLonghi
CLOSE
HOT MILK
CAPPUCCINO

Ist diese Temperatur erreicht, wird die Heizung abgeschaltet und erst dann wieder aktiviert, wenn Druck und Temperatur im Kessel einen bestimmten Wert unterschreiten. Man setzt nun den Siebträger mit dem Kaffeemehl ein und zieht den Handhebel nach oben. Dadurch wird die Verbindung zwischen dem Steigrohr im Kessel und der Brühgruppe frei. Etwas heißes Wasser fließt in das Kaffeesieb und brüht das Kaffeemehl vor. Im nächsten Schritt wird der Handhebel nach unten gedrückt, wodurch das heiße Wasser mit hohem Druck durch das vorbefeuchtete Kaffeemehl gepresst wird und die Ausgabe des Espressos beginnt.

Handhebelmaschinen bleiben oft über Jahrzehnte hinweg voll funktionsfähig. Wegen des einfachen Aufbaus sind sie nahezu unzerstörbar. Abgesehen von den Dichtungen, die alle paar Jahre getauscht werden sollten, und der regelmäßigen Entkalkung fallen keine Wartungsarbeiten an. Klassische Handhebelmaschinen schauen auch sehr dekorativ aus. Neue Maschinen liegen im Preis etwa im Bereich eines günstigeren Vollautomaten, aber für Klassiker, die oft ein halbes Jahrhundert alt sind, bezahlen Liebhaber oft wahre Unsummen.

Weil bei der Handhebelmaschine der erforderliche Druck nicht mittels elektrischer Pumpe, sondern manuell über den Hebel erzeugt wird, kann man den Wasserdruck nach Belieben variieren. Das hat den Vorteil, dass man den Wasserdruck dem Mahlgrad des Kaffeemehls anpassen kann. Stellt man etwa fest, dass das Mahlgut zu grob ist, das Wasser deshalb zu schnell durch das Kaffeemehl fließt und der Espresso etwas dünn gerät, kann man die Durchfließgeschwindigkeit durch Verminderung der Kraft, mit welcher man den Hebel drückt, verringern. Dadurch bekommen Sie zwar nicht unbedingt einen perfekten Espresso in die Tasse, dafür muss auch der Mahlgrad des Kaffeemehls passen. Aber er bekommt eine so gute Qualität, dass Sie ihn genießen können.

Weil aber selten ein Vorteil ohne einen Nachteil daherkommt, kann man den Druck nicht nur nach Belieben, sondern auch unbewusst variieren. Je nach persönlicher Tagesform drückt man den Hebel einmal etwas stärker oder schwächer herunter. So wird der Wasserdruck permanent verändert, was natürlich Einfluss auf den Geschmack des Espressos hat. Ein so gleichmäßiges Ergebnis wie bei einer Siebträgermaschine mit elektrischer Pumpe ist mit einer Handhebelmaschine nicht immer zu erreichen. Man kann diesen Umstand aber auch als Herausforderung sehen, sich jedes Mal um einen perfekten Espresso zu bemühen. Man hat das Ergebnis im

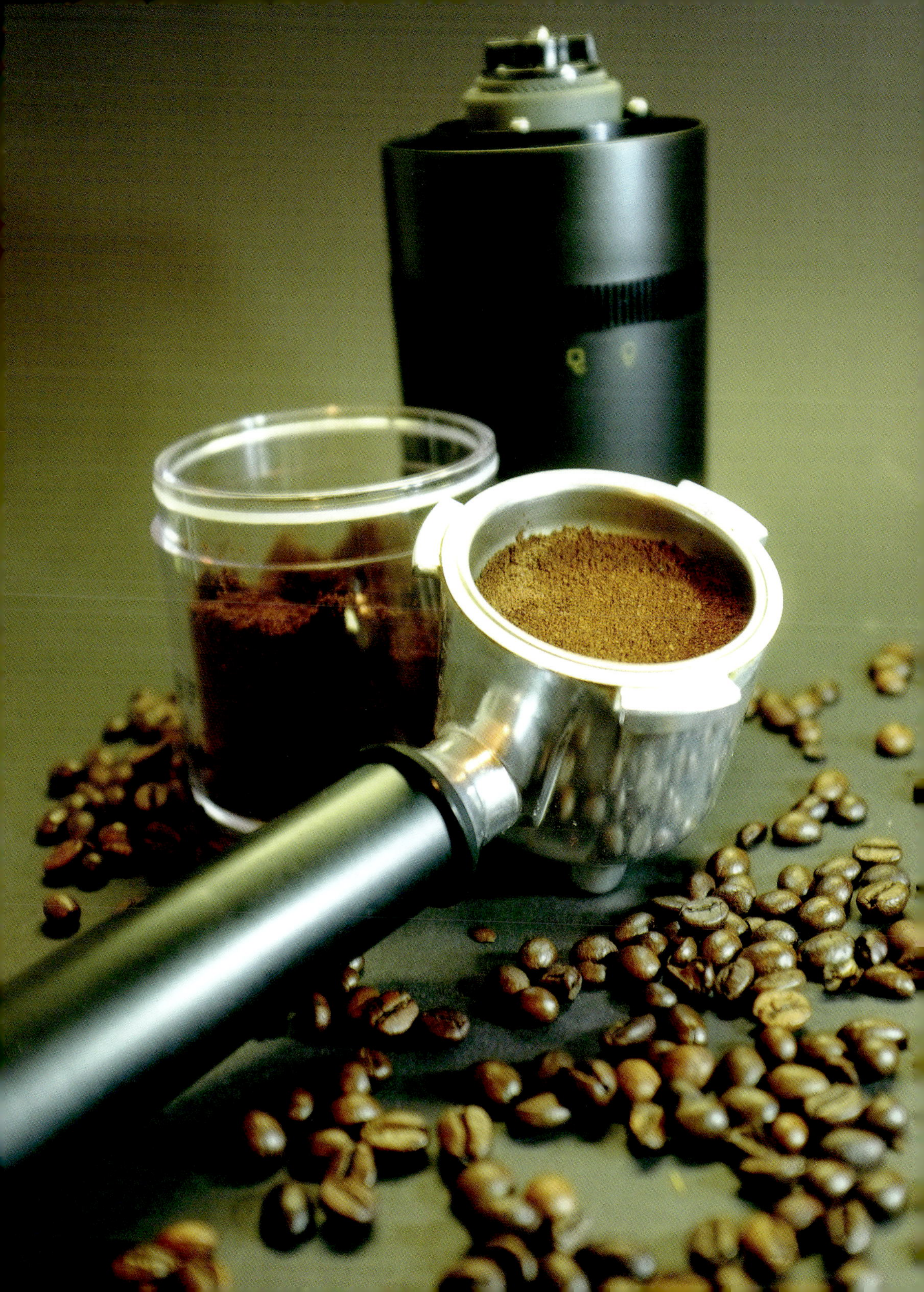

wahrsten Wortsinn selbst in der Hand, und das ist in unserem automatisierten Zeitalter durchaus etwas Besonderes.

Espressozubereitung mit der Siebträgermaschine

Bevor man darangeht, Espresso zuzubereiten, sind zwei vorbereitende Schritte nötig. Zuerst mahlt man die Kaffeebohnen. Die Menge hängt davon ab, welche Art von Espresso Sie zubereiten wollen. Für einen einfachen Espresso brauchen Sie 7 bis 9 Gramm, für einen doppelten Espresso oder einen Cappuccino 12 bis 14 Gramm. Je kleiner die Kaffeemenge ist, umso feiner müssen die Kaffeebohnen gemahlen werden. Der Mahlgrad ist also bei einem einfachen Espresso noch eine Spur feiner als bei einem doppelten. Die benötigte Menge an Bohnen kann man mit einer Küchenwaage abwiegen. Mit der Zeit und Erfahrung werden Sie die Menge aber so genau abschätzen können, dass Sie den Schritt des Abwiegens wahrscheinlich überspringen können.

Der zweite vorbereitende Schritt ist das Anwärmen der Kaffeetassen. Beim Espresso handelt es sich um eine kleine Flüssigkeitsmenge von nur 25 bis 30 Milliliter. Kommt er in eine kalte Tasse, kühlt er sehr rasch ab. Die meisten Espressomaschinen verfügen auf der Oberseite über eine Platte zur Tassenvorwärmung. Man kann dort mehrere Tassen lagern, die kontinuierlich durch die Abstrahlwärme der Maschine angewärmt werden. Damit das funktionieren kann, muss man die Maschine schon einschalten, bevor man mit der Espressozubereitung beginnt. Besitzt eine Maschine keine Fläche zur Tassenvorwärmung, kann man die Tassen mit etwas Dampf aus der Dampfdüse vorwärmen. Auch kann man etwas heißes Wasser durch den eingespannten leeren Siebträger in die Tasse laufen lassen.

Sind die Kaffeebohnen fein gemahlen, füllt man das Kaffeemehl in den Siebträger. Man streicht es glatt, damit eine ebene Fläche entsteht, und dann wird es gleichmäßig zusammengedrückt. Dieses Zusammendrücken nennt man Tampen. Zu den meisten Siebträgermaschinen wird ein passender Tamper gleich mitgeliefert. Dieser muss in seiner Größe genau zum Durchmesser des Siebs passen, damit an den Rändern kein Kaffeemehl herausgepresst wird. Durch das Tampen wird das Kaffeemehl im Sieb so gleichmäßig verdichtet, dass auch das Wasser gleichmäßig durch das gesamte Kaffeemehl gedrückt wird und die Aromen und sonstigen Inhaltsstoffe aus dem gesamten Kaffeemehl gelöst werden können. Ist das Kaffeemehl nicht im Ge-

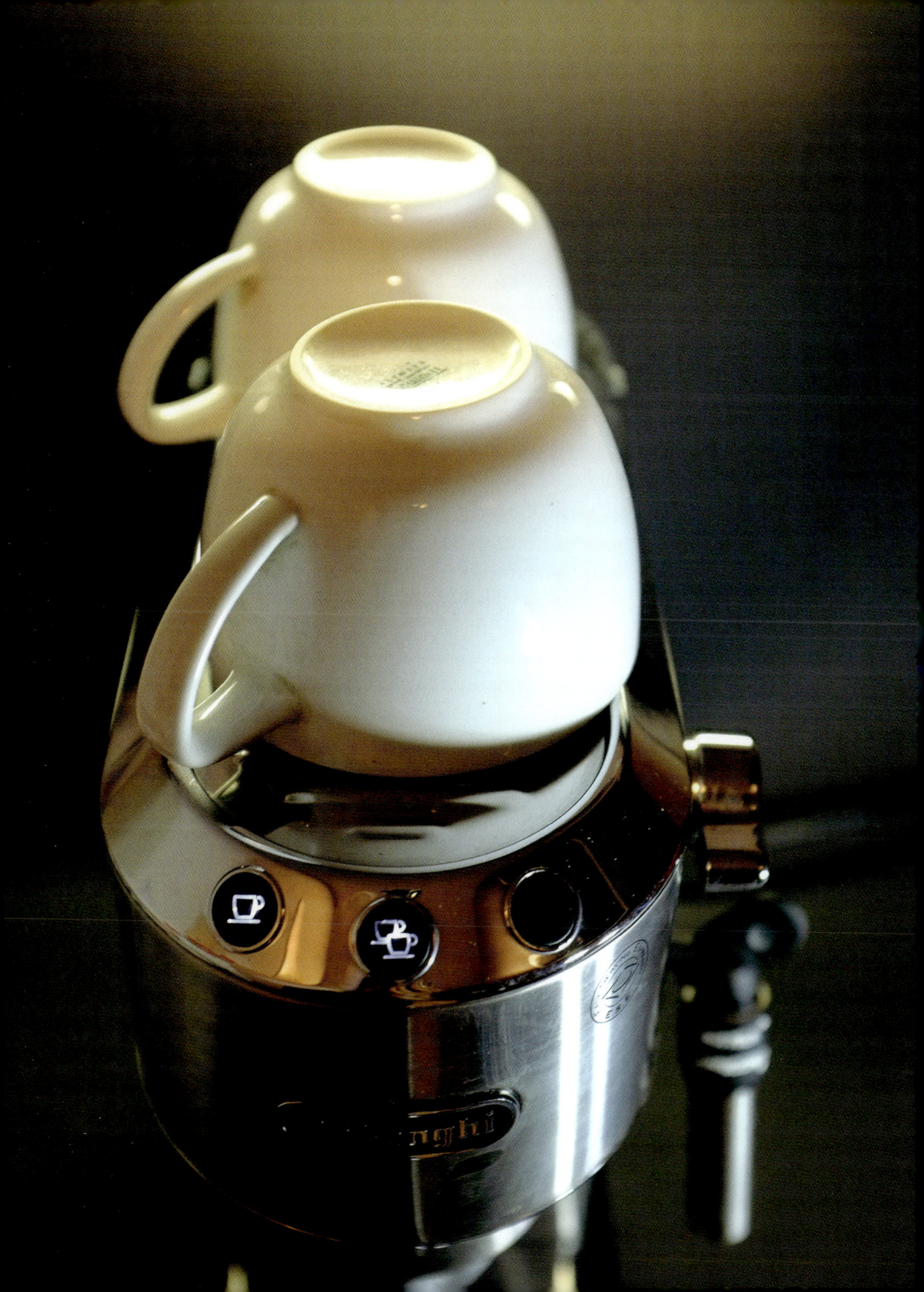

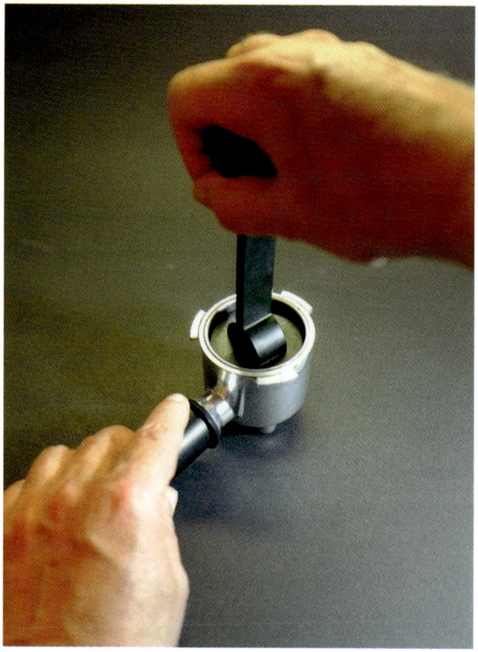

samten einheitlich verdichtet, sucht sich das Wasser den Weg des geringsten Widerstands. Es entstehen wenige kleine Kanäle im Kaffeemehl, und durch diese fließt der Großteil des Wassers. Das Ergebnis ist dann ein sehr dünner Espresso, weil nicht genügend Inhaltsstoffe aus dem Kaffeemehl gelöst werden können.

Dem Tampen kommt also große Bedeutung zu, man sollte es dementsprechend sorgfältig durchführen. Am besten stellt man den Siebträger mit dem eingefüllten und glatt gestrichenen Kaffeemehl auf eine ebene Fläche, hält ihn am Griff mit der einen Hand fest, setzt mit der anderen Hand den Tamper wie einen Stempel möglichst gerade auf das Kaffeemehl und drückt ihn ebenso gerade an. Schiefes Andrücken hat eine schräge Oberfläche zur Folge, das Wasser kann nicht gleichmäßig durch das Kaffeemehl fließen. Der Druck sollte kurz ausgeübt werden und einem Gewicht von 12 bis 15 Kilogramm entsprechen. Das können Sie natürlich nicht jedes Mal nachmessen. Aber um ein Gefühl für die Kraft, die Sie aufwenden müssen, zu bekommen, können Sie eine Personenwaage auf den Tisch stellen und mit dem Tamper daraufdrücken. Zeigt die Waage kurz zwischen 12 und 15 Kilogramm an, ist der Druck genau richtig. Ihr Muskelgedächtnis wird sich den Kraftaufwand merken und Ihrem Schatz an Erfahrungen mit der Espressozubereitung hinzufügen.

Den Siebträger mit dem getampten Kaffeemehl können Sie nun in die Maschine einsetzen und den Knopf für die Espressoausgabe drücken. Die üblichen 25 bis 30 Milliliter eines einfachen Espressos sollten in knapp einer halben Minute in die Tasse gelaufen sein und eine wunderschöne Crema gebildet haben.

Der im Sieb verbleibende Kaffeetrester wird ausgeklopft. Sinnvoll ist dabei die Verwendung eines speziellen Abklopfbehälters. Er verfügt über eine starke Querstange, auf die man den umgedrehten Siebträger kräftig aufklopft. Der Kaffeetrester fällt

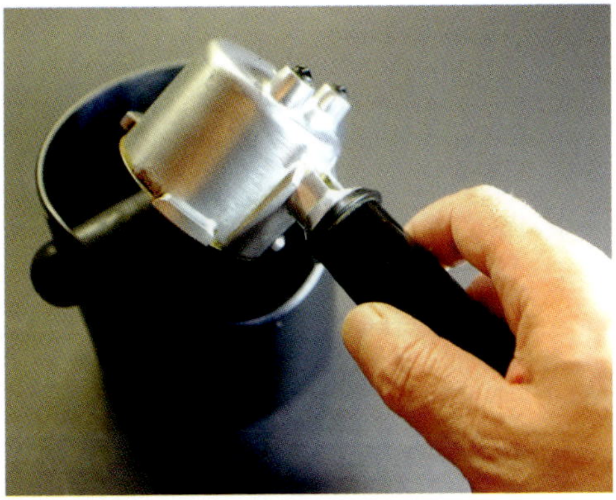

meist im Ganzen in den Behälter. Abklopfbehälter sind um wenige Euro zu bekommen und machen das Ausklopfen einfach und sauber. Nach dem Ausklopfen sollte man das Sieb mit einem trockenen Tuch oder einem Blatt von der Küchenrolle auswischen. Danach ist der Siebträger bereit für die nächste Espressozubereitung.

Nicht nach jeder Zubereitung, aber doch oft genug sollten Sie die Siebträgermaschine reinigen. Dazu gehört auf jeden Fall das Durchspülen des Brühkopfs, um am Duschsieb haftende Kaffeereste zu entfernen. Dazu lässt man einfach bei abgenommenem Siebträger die Menge Wasser für einen doppelten Espresso durchlaufen. Auch diese Maßnahme verbessert die Qualität Ihres Espressos, denn Kaffeereste an der Brühgruppe können ranzig werden und ihren unerfreulichen Geschmack an den frischen Espresso abgeben.

Haben Sie Milch mittels der Dampfdüse der Maschine aufgeschäumt, sollten Sie auch diese kurz mit einem feuchten Tuch abwischen, um die außen an der Dampfdüse anhaftenden Milchreste zu entfernen. Außerdem sollten Sie die Dampfdüse nach dem Milchschäumen kurz erneut öffnen. So werden Milchreste aus der Öffnung der Dampfdüse herausgeblasen.

Probleme und ihre Lösung

Haben Sie alles, was bisher zur Sprache gekommen ist, bei der Zubereitung Ihres Espressos beherzigt und das Ergebnis ist trotzdem nicht nach Ihrer Vorstellung und Ihrem Geschmack, kann das an einer der im Folgenden beschriebenen Ursachen liegen.

- **Der Espresso schmeckt bitter:** Das kann daran liegen, dass das Wasser zu langsam durch das Kaffeepulver läuft. Durch die längere Einwirkzeit werden zu viele Bitterstoffe gelöst. Unter Umständen haben Sie mit zu viel Druck getampt oder der Mahlgrad des Kaffeemehls ist zu fein. Die ideale Durchlaufzeit für 25 bis 30 Milliliter Espresso liegt bei knapp unter einer halben Minute.

Zu bitterer Espresso kann auch die Folge von zu heißem Wasser sein. In diesem Fall genügt es meist, die Wassertemperatur um einige Grad zu reduzieren. Und schließlich kann der bittere Geschmack auch an der zu dunklen Röstung der Kaffeebohnen liegen. Heller geröstete Bohnen schmecken in der Regel weniger bitter. Eine gewisse Bitterkeit ist aber generell eine Eigenart der Robusta-Bohnen. Diese liefern zwar die schönste Crema, aber wenn Sie Ihren Geschmack als zu bitter empfinden, wählen Sie einfach eine Bohnenmischung mit einem geringeren Robusta-Anteil.

• **Der Espresso schmeckt sauer:** Sind die Kaffeebohnen zu grob gemahlen, so fließt das Wasser zu schnell durch das Kaffeemehl und der Espresso kann säuerlich schmecken. Eine andere Möglichkeit ist eine zu geringe Wassertemperatur. Auch diese kann die ausgewogene Säurestruktur des Espressos beeinträchtigen. Beide Probleme sind einfach zu lösen: Kaffeemehl feiner mahlen bzw. die Wassertemperatur um einige Grad erhöhen. Auch sollte man der Maschine eine ausreichende Aufheizzeit zugestehen. Der für Ihr Empfinden zu saure Geschmack kann aber andererseits auch eine Eigenart der Kaffeesorte oder der Röstung sein. Dunkle Röstungen weisen generell eine höhere Säure auf als hellere.

• **Der Espresso ist zu dünn:** Das Wasser fließt zu schnell durch das Kaffeemehl und kann deshalb die Inhaltsstoffe nicht im nötigen Ausmaß lösen. Das kann am zu groben Mahlgrad des Kaffeemehls liegen oder auch daran, dass mit zu wenig Druck getampt wurde. Eine weitere Ursache, die aber nur bei Handhebelmaschinen in Betracht kommt, ist ein zu hoher Druck, mit dem das Wasser durch das Kaffeemehl gepresst wurde. In diesem Fall sollten Sie den Handhebel mit weniger Kraft drücken. Was allerdings auch manchmal zu dünnem Espresso führen kann, sind zu alte Kaffeebohnen.

• **Der Espresso hat zu wenig Crema:** Ist das Kaffeemehl zu grob gemahlen, läuft das Wasser zu schnell durch. Eine zu kurze Extraktionszeit kann unter anderem auch die Menge der Crema reduzieren. Das Problem kann aber auch an der Bohnensorte oder der Bohnenmischung liegen. Generell bekommt man von Robusta-Bohnen mehr Crema als von Arabica-Bohnen. Das ist auch der Grund, weshalb spezielle Espresso-Mischungen immer einen gewissen Anteil an Robusta-Bohnen enthalten.

Mokkakanne

Die Mokkakanne nennt man auch Mokkatiere, Espressokanne oder Herdkännchen. Sie ist ein wahrer Klassiker. Viele Kaffeegenießer schwören auf sie und ziehen sie jeder Espressomaschine vor. Dabei erzeugt die Mokkakanne, auch wenn man sie als Espressokanne bezeichnen will, gar keinen Espresso im eigentlichen Sinn. Es entsteht nämlich keine Crema, dafür ist der Dampfdruck viel zu gering. Was man mit der Mokkakanne zubereiten kann, ist ein feiner, starker Kaffee mit seidiger Struktur. Das Funktionsprinzip entspricht dem einer Siebträgermaschine, allerdings in sehr viel einfacherer Form. Das Wasser in der Mokkakanne wird auf der Herdplatte erhitzt. Dadurch entsteht im unteren Teil der Kanne, dem Wasserbehälter, Druck. Ist dieser groß genug geworden, treibt er das Wasser über ein einfaches Steigrohr durch das Sieb mit dem Kaffeemehl in den oberen Bereich der Kanne. In diesem sammelt sich der fertige Kaffee. Wie gesagt bildet sich keine Crema, aber die Aromen, Säuren und sonstigen Inhaltsstoffe des Kaffees werden bestmöglich extrahiert.

Was die Qualität des Kaffees beeinträchtigen kann, ist die Überhitzung der Kanne. Dann verbrennt das Kaffeemehl am Rand des Siebs und der Kaffee schmeckt insgesamt angebrannt. Diese Überhitzung passiert, wenn die Kanne zu lange auf der heißen Herdplatte steht, bevor Hitze und Druck des Wassers groß genug sind, um das Wasser durch das Kaffeemehl zu pressen. Man sollte unbedingt heißes Wasser in den unteren Teil der Mokkakanne füllen, niemals kaltes! In den Betriebsanleitungen mancher Mokkakannen ist zwar von kaltem Wasser die Rede. Aber das dürfen Sie mit gutem Gewissen ignorieren. Nur wenn bereits heißes Wasser in der Kanne auf der Herdplatte weiter erhitzt wird, ist die Aufheizzeit kurz genug, um das Kaffeemehl nicht zu beeinträchtigen oder gar zu verbrennen. Idealerweise hat das Wasser vor dem Einfüllen eine Temperatur von 90 bis 95 Grad. Man füllt so viel Wasser ein, bis es knapp unter dem Schutzventil im Unterteil der Kanne steht.

Das Kaffeemehl für die Mokkakanne sollte mittelfein gemahlen sein, eine Spur gröber als für die Siebträgermaschine, aber feiner als für Filterkaffee. Man sollte so viel Kaffeemehl verwenden, dass das Sieb locker damit gefüllt ist. Das Kaffeemehl soll gleichmäßig im Sieb verteilt sein, darf aber nicht festgepresst oder gar, wie bei der Siebträgermaschine, getampt werden. Nur wenn das Kaffeemehl locker ist, reicht der Druck des Wassers aus, um zügig hindurchzusteigen und die Inhaltsstoffe des Kaffees zu lösen.

Ist das heiße Wasser in das Unterteil und das Kaffeemehl in das Sieb gefüllt, setzt man letzteres in das Unterteil ein – dieses kann durch das heiße Wasser schon erhitzt sein, also Vorsicht! –, schraubt das Oberteil der Kanne auf das Unterteil und stellt die Kanne auf die heiße Herdplatte. Dabei soll der Deckel der Kanne offen sein, damit man den aus dem Rohr strömenden Kaffee beobachten kann. Ist der größte Teil des Kaffees im oberen Teil angekommen und hört man ein Sprudeln, nimmt man die Kanne sofort vom Herd. Der noch im unteren Teil verbliebene Wasserrest wird ohne weitere Erwärmung nach oben gedrückt. Auf keinen Fall darf der Kaffee im Oberteil der Kanne zu sieden oder gar zu kochen beginnen. Nach dem Ausgießen des fertigen Kaffees in die Tassen sollte die Kanne etwa eine halbe Stunde abkühlen, bevor man sie auseinandernimmt und unter fließendem heißem Wasser abspült. Seifenwasser oder Spülmittel sollte man nicht verwenden, und die Mokkakanne darf keinesfalls in den Geschirrspüler!

Kaffeevollautomaten

Der Kaffeevollautomat ist in einem gewissen Sinn das Versprechen des Schlaraffenlands für Kaffeegenießer. Auf Knopfdruck jede gewünschte Art von Espresso, dazu Cappuccino und Latte Macchiato, weil manche Vollautomaten sogar mithilfe eines „Cappuccinators“ selbst die Milch einziehen, aufschäumen und in die Tasse gießen. Vollautomaten sind meist sehr schnell einsatzbereit, weil sie das Wasser nicht in einem Kessel erhitzen, sondern ein Thermoblocksystem, eine Art Durchlauferhitzer nutzen. Sie sind also insgesamt sehr komfortabel und nehmen einem nahezu alle Arbeitsschritte ab. Man muss nur Bohnen und Wasser in die jeweiligen Vorratsbehälter füllen und den Knopf – oder das Feld am Display – für den gewünschten Kaffee drücken.

Bei wahren Espresso-Gourmets kann ein Vollautomat trotz aller seiner Vorzüge aber kaum punkten. Sie sind überzeugt, dass sich damit kein so guter Espresso erzeugen lässt wie mit einer Siebträgermaschine. Die Berechtigung dieser Überzeugung muss jeder Kaffeegenießer für sich selbst überprüfen. Wahrscheinlich spielt auch eine Rolle, dass es bei der Espressozubereitung mit dem Vollautomaten kaum noch Variable gibt, die man selbst beeinflussen kann. Eines kann man aber auf jeden Fall tun: gefiltertes Wasser verwenden.

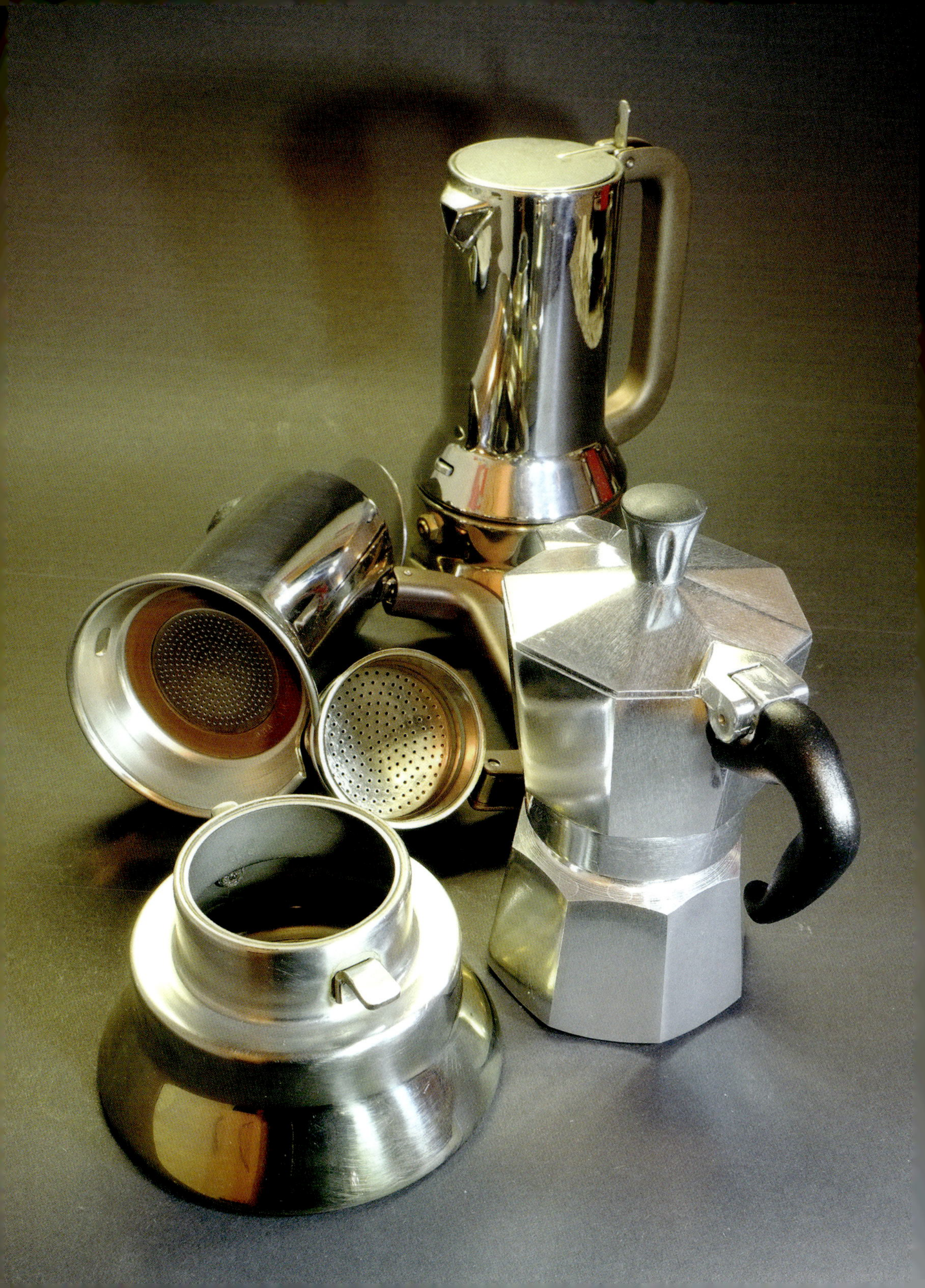

Einige Vollautomaten haben einen Wasserfilter im Vorratsbehälter eingebaut. Dieser muss allerdings von Zeit zu Zeit gewechselt werden. Nicht nur, weil er durch die ausgefilterten Mineralstoffe immer dichter wird und in der Filterleistung nachlässt. In zu alten Filtern können sich auch Keime bilden, was dazu führen kann, dass sich die Wasserqualität durch den Filter nicht verbessert, sondern verschlechtert. Vom gesundheitlichen Aspekt einmal abgesehen.

Ein Punkt, der generell großen Einfluss auf den Geschmack des Kaffees hat, ist die Sauberkeit der Maschine. Vollautomaten haben Reinigungs- und Entkalkungsprogramme, die man regelmäßig nutzen sollte. Den Auffangbehälter für den Kaffeetrester sollte man täglich entleeren und säubern. Hier kann sich sehr rasch Schimmel bilden.

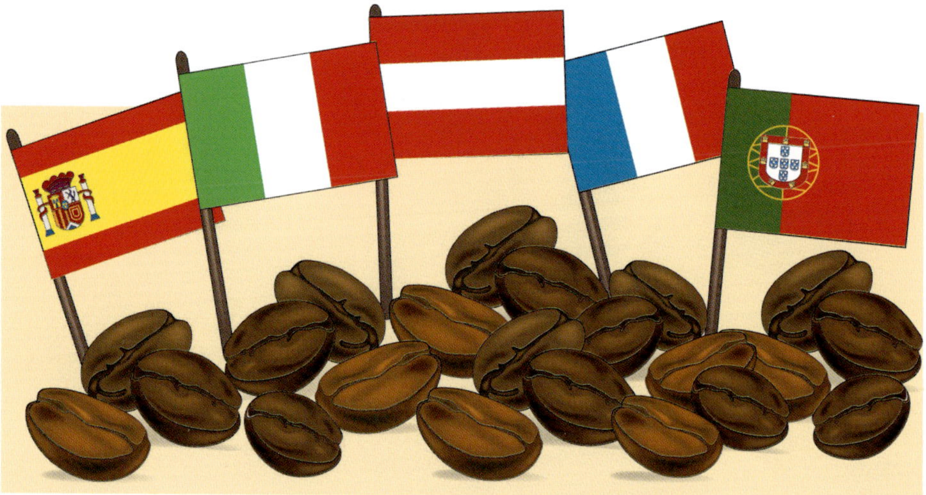

Espresso-Variationen

Ob Österreich, Italien, Frankreich, Portugal oder Spanien – jedes Land, in dem der Espresso eine bedeutende Rolle im Leben der Menschen spielt, hat seine eigenen Variationen, Abwandlungen oder Ergänzungen. Das zeigt, dass Kaffee und speziell Espresso immer mehr ist als die Summe seiner Zubereitung und der Inhaltsstoffe. Sie sind zwar in jeder Tasse, die potenten und wirksamen Substanzen wie Koffein und Chlorogensäure. Aber für sich allein haben sie kaum die Wirkung wie als Teil des zubereiteten Espressos mit Aroma, Geschmack und perfekter Crema. Der Genussfaktor ist offensichtlich ein Teil der wohltuenden Wirkung. Man kann den Espresso pur trinken, aber auch mit Milch, Milchschaum oder Schlagobers. Eine Auswahl von Varianten finden Sie im Folgenden aufgelistet – als Anregung für eigene Variationen der Zubereitung genauso wie als klarerweise unvollständigen Überblick über die unzähligen Bezeichnungen, unter denen man seinen Espresso im Café serviert bekommen kann.

- **Kleiner Schwarzer** ist der einfache Espresso. Ganz ohne alles.

- **Großer Schwarzer** ist der doppelte Espresso. Pur.

- Ein **Kleiner Brauner** wird der einfache Espresso durch Zugabe von Milch.

- Ein **Großer Brauner** wird der Kleine Braune durch die doppelte Menge Espresso.

- **Verlängerter** wird ein einfacher Espresso genannt, der mit der doppelten Menge Wasser zubereitet wird. Mit oder ohne Milch.

- **Melange** besteht je zur Hälfte aus Espresso und heißer Milch. Oft ist es auch ein Verlängerter mit Milchschaum statt mit Milch.

- **Franziskaner** ist eine Melange mit Schlagobers.

- **Kapuziner** ist ein einfacher Espresso oder Mokka, verfeinert mit etwas flüssigem Obers.

- **Cappuccino** ist der klassische italienische Frühstückskaffee. Im Rest der Welt darf man ihn den ganzen Tag trinken. Der klassische Cappuccino besteht zu je einem Drittel aus Espresso, heißer Milch und Milchschaum. Oft wird er aber nur als Espresso mit molligem Milchschaum serviert. Die Schaumschicht sollte jedenfalls einen Zentimeter dick und mit Kakao oder Zimt bestreut sein. Und es sollte ein Rand von Crema um den Milchschaum liegen, damit der erste Schluck wirklich nach Kaffee schmeckt.

- **Caffè latte** enthält mehr Milch als alle anderen Espresso-Variationen, genau genommen ein Drittel Espresso und zwei Drittel Milch. Ursprünglich ebenfalls italienischer Frühstückskaffee, heute in aller Welt zu jeder Tageszeit genossen.

- **Latte macchiato** kommt mit wenig Espresso aus. Die Milch wird bloß mit daraufgeträufeltem Espresso „befleckt“.

- **Macchiato** ist auch „befleckt“, aber umgekehrt: Der Espresso wird mit wenig Milch oder Milchschaum besprenkelt.

• **Ristretto** ist der „Verkürzte", nämlich in Bezug auf Wasser verkürzt. Er ist ein dicker, aromatischer Espresso. Man bekommt ihn, indem man den Espressobezug aus der Maschine vorzeitig abbricht.

• **Espresso con panna** ist ein Espresso mit einem Tupfer kaltem flüssigem Obers.

• **Frappuccino** ist die Kurzform von Cappuccino freddo. Der Espresso wird mit Zucker und etwas flüssigem Obers verrührt und gut gekühlt. Dann gießt man ihn in ein Glas mit Eiswürfeln, rührt um und serviert ihn – klassisch italienisch mit Amaretti-Keksen verziert.

• **Americano** hat seinen Ursprung in der Zeit des Zweiten Weltkriegs. Den amerikanischen Soldaten in Italien war der Espresso zu stark. Also gossen sie heißes Wasser dazu. Genau das tut man auch heute, wenn man einen verdünnten Espresso haben will.

• **Lungo** ist die italienische Variante des österreichischen Verlängerten: einfache Menge Kaffee, doppelte Menge Wasser.

• **Café del tiempo** ist ein Espresso, der zusammen mit einem Glas Eiswürfel serviert wird. Meist gewöhnliche Würfel aus Wasser gefroren, manchmal aber auch Würfel aus gefrorenem Kaffee. Der Espresso wird nach Geschmack gesüßt, über die Eiswürfel gegossen und aus dem Glas genossen. Im meist heißen Spanien ein wahres Belebungsmittel.

• **Café solo** heißt in Spanien der einfache Espresso oder Kleine Schwarze.

• **Café pingo** heißt in Portugal der Espresso mit einem Schuss Milch. Also quasi ein Brauner, ob groß oder klein.

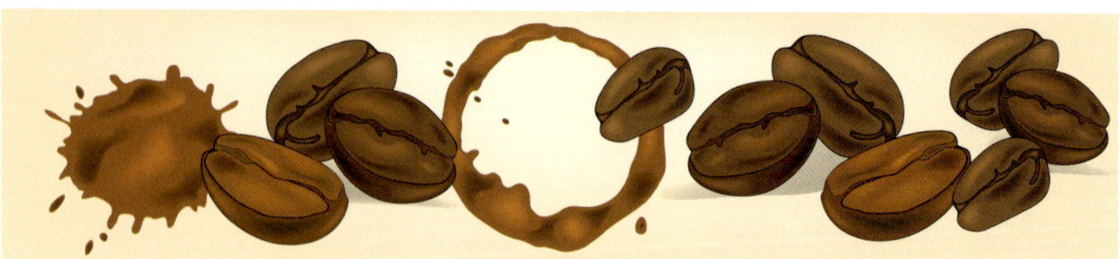

FILTERKAFFEE

Das Aufbrühen mit dem Papierfilter ist die einfachste Zubereitungsmethode für mehrere Tassen Kaffee. Man braucht an sich nur den Trichter, in den der Papierfilter eingesetzt wird, und eine Kanne, auf die der Trichter aufgesetzt wird. Oft verwendet man aber eine Filtermaschine, die das Wasser erhitzt und in einem feinen Strahl über das Kaffeemehl ergießt. Das ist zwar bequem, aber es hat Vorteile für den Geschmack des Kaffees, wenn man das Wasser extra in einem Topf erhitzt – es soll sieden, aber nicht kochen – und von Hand über das Kaffeemehl im Filter gießt. Das Kaffeemehl soll mittelfein gemahlen sein. Wenn Sie vorhaben, Ihren Filterkaffee von Hand aufzugießen, sollten Sie einen Trichter aus Glas oder Porzellan wählen. Diese Materialien sind im Gegensatz zu Plastik garantiert geschmacksneutral.

Beim Aufgießen von Hand gießt man zunächst ein klein wenig Wasser in den Papierfilter. Das dient dazu, den Filter vorzuwärmen und den Eigengeschmack des Filterpapiers zu neutralisieren. Falls der Trichter auf der Kanne steht, schüttet man das in die Kanne laufende Wasser selbstverständlich weg. Die Menge des Kaffeemehls, die Sie anschließend in den Papierfilter füllen, ist natürlich davon abhängig,

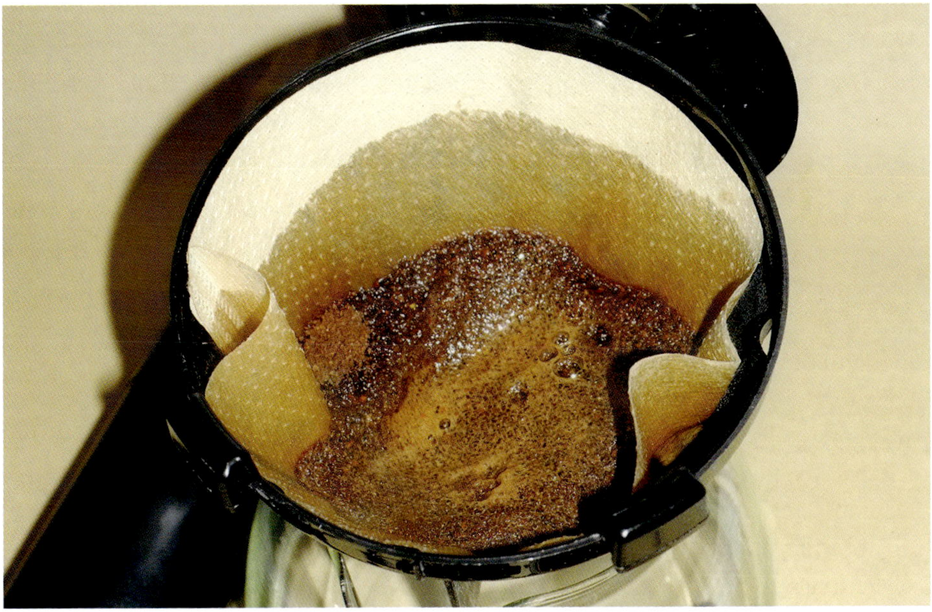

wie stark Sie Ihren Kaffee haben möchten. Ein Richtwert sind etwa 12 Gramm Kaffee, das ist ein gehäufter Esslöffel voll, pro 200 Milliliter Wasser. Sie können zwar den bereits gemahlenen Kaffee kaufen. Selber unmittelbar vor der Zubereitung mahlen hat aber nicht nur den Vorteil, dass Sie das volle Aroma der frisch gemahlenen Bohnen genießen können, Sie haben auch Einfluss auf den Mahlgrad. Vorgemahlener Kaffee ist oft zu fein gemahlen, und das aus einem nachvollziehbaren Grund. Gerade die vorgemahlenen Supermarktkaffees haben selten Spitzenqualität. Sind sie sehr fein gemahlen, können mehr Aromastoffe herausgespült werden als bei einem gröberen Mahlgrad. Bei frisch gemahlenen Kaffeebohnen bester Qualität brauchen Sie diesen Kunstgriff nicht. Da kann ein zu feiner Mahlgrad sogar dazu führen, dass zu viele Bitterstoffe gelöst werden und der Kaffee etwas bitter schmeckt.

Wenn Sie mit dem Aufbrühen beginnen, sollten Sie zunächst nur so viel Wasser in den Filter gießen, dass das Kaffeemehl vollständig bedeckt ist, aber nicht mehr. Dann warten Sie einen Moment, bis sich das Kaffeemehl etwas ausgedehnt hat und eine Art Kruste auf der Oberseite bildet. Diese Kruste brechen Sie auf, indem Sie mit einer kreisförmigen Bewegung Wasser nachfüllen. Das wiederholen Sie dann im Abstand von etwa zehn Sekunden, bis der gesamte Kaffee aus dem Filter in die Kanne gelaufen ist.

Diese wenigen Handgriffe und der geringe Mehraufwand bei der Zubereitung von Hand machen Ihren Filterkaffee viel besser, als wenn Sie einfach die Maschine das heiße Wasser in die Mitte des Filters träufeln lassen. Und was wir in der Tasse haben wollen, ist schließlich nicht bloß guter, sondern bester Kaffee!

French Press

Die French Press nennt man auch Cafetière oder Pressstempelkanne. Sie ermöglicht, guten Kaffee schnell und einfach zuzubereiten. Der Kaffee zieht im heißen Wasser, dann wird der Stempel mit dem Filtersieb hinuntergedrückt, der Kaffeesud bleibt am Boden der Kanne. Im Kaffee sind aber alle Aromastoffe, Kaffeesäuren und -öle. Man erhält einen milden, aber sehr aromatischen und intensiv schmeckenden Kaffee, der auch deutlich mehr Koffein enthält als Espresso oder Filterkaffee. In der French Press lässt man den Kaffee nämlich ziehen, ähnlich wie bei der Zubereitung von Tee. In der verhältnismäßig langen Extraktionszeit wird mehr Koffein gelöst als bei den anderen Zubereitungsarten mit verhältnismäßig kurzer Durchlaufzeit.

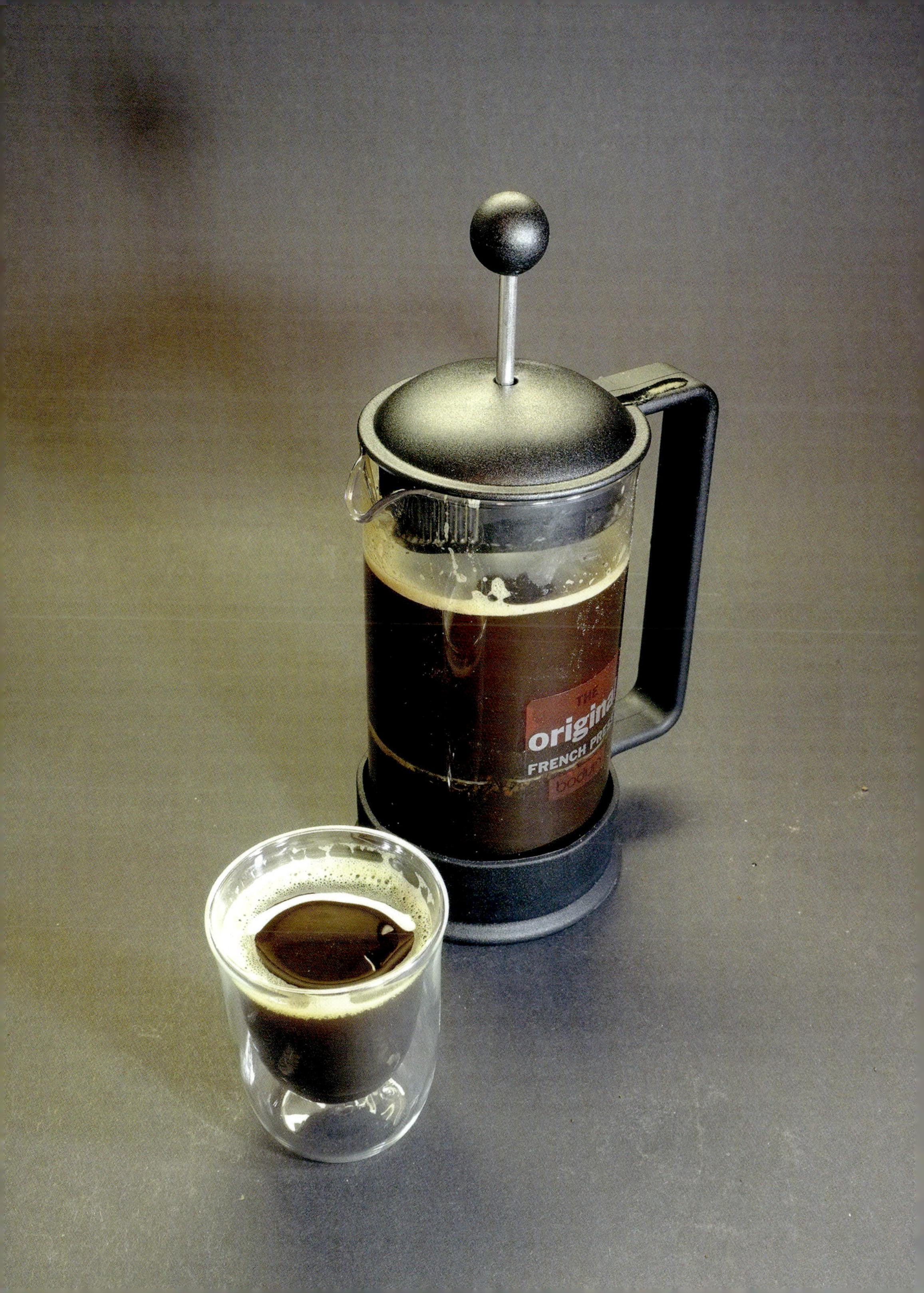
THE

Für die French Press sollte das Kaffeemehl grob gemahlen sein, deutlich gröber als für Espresso und auch noch um einiges gröber als für Filterkaffee. Man muss also die Bohnen vor der Zubereitung selbst frisch mahlen, um den passenden Mahlgrad zu erreichen. Aber das kommt dem Aroma des Kaffees zugute. Für 200 Milliliter Wasser braucht man etwa 12 Gramm Kaffeemehl, das entspricht einem gehäuften Esslöffel voll.

Bevor man das Kaffeemehl in die Kanne gibt, schwenkt man diese mit heißem Wasser aus. So wird sie vorgewärmt und das Wasser, mit dem man den Kaffee aufbrüht, kühlt während der Ziehzeit nicht zu stark ab. Man gibt dann das Kaffeemehl in die Kanne und übergießt es mit heißem Wasser. Das Wasser sollte nicht kochen, also eine Temperatur von etwa 95 Grad haben.

Auf der Oberfläche bildet sich nach dem Aufgießen eine Kruste aus Kaffeemehl. Diese muss man durch behutsames Umrühren mit einem Löffel aufbrechen. Nur so kann das gesamte Kaffeemehl gut mit dem Wasser vermischt werden. Dann setzt man den Deckel auf die Kanne, der Stempel bleibt aber in seiner obersten Position, und das für die nächsten vier Minuten. Diese Zeit braucht der Kaffee um zu ziehen. Erst danach drückt man den Stempel in einer langsamen und gleichmäßigen Bewegung bis zum Anschlag hinunter, wodurch man den Kaffee vom Kaffeesud trennt. Man sollte die Bewegung behutsam, mit nicht zu viel Kraft ausführen. Lässt sich der Stempel nicht leicht hinunterdrücken, ist das ein Zeichen dafür, dass die Bohnen zu fein gemahlen wurden.

Kaffee aus der French Press sollte zügig in die Tassen gegossen werden. In der Kanne bleibt sonst der fertige Kaffee weiter mit dem Kaffeesud in Kontakt und kann zusätzliche Bitterstoffe lösen. Und das macht den Kaffee zu bitter.

Nach der Zubereitung von Kaffee sollte die French Press mit heißem Wasser gut ausgespült werden, um alle Kaffeesudreste zu entfernen. Auch der Stempel mit dem Sieb muss unter fließendem Wasser gereinigt werden. Und selbst wenn in der Bedienungsanleitung Ihrer Kanne die Reinigung in der Geschirrspülmaschine zugestanden wird, tun Sie es lieber nicht. Auch wenn es der Kanne nicht schadet, können verbleibende Spülmittelspuren den Geschmack Ihres Kaffees beeinträchtigen.

Kapselmaschine

Sie ist die jüngste Errungenschaft auf dem schnellen und einfachen Weg zum bestmöglichen Kaffee in vielen Variationen: die Kapselmaschine. Kostengünstig in der Anschaffung liefert sie Espresso in verschiedensten Arten. Man muss nur Wasser in die Maschine füllen, die entsprechende Kaffeekapsel einlegen und den Knopf drücken: Schon fließt der begehrte Trank in die Tasse.

Das Funktionsprinzip ist einfach und entspricht im Wesentlichen einer Einkreiser-Espressomaschine. Die Kaffeekapsel in der Maschine wird durchlöchert und das Wasser, in einem Durchlauferhitzer aufgeheizt, wird mit Druck durch die Löcher in die Kapsel gepresst. Ab einem bestimmten Druck kann die Kapsel diesem nicht mehr standhalten und reißt auf. Nun kann der Kaffee in der Kapsel ab- und das restliche Wasser durchfließen.

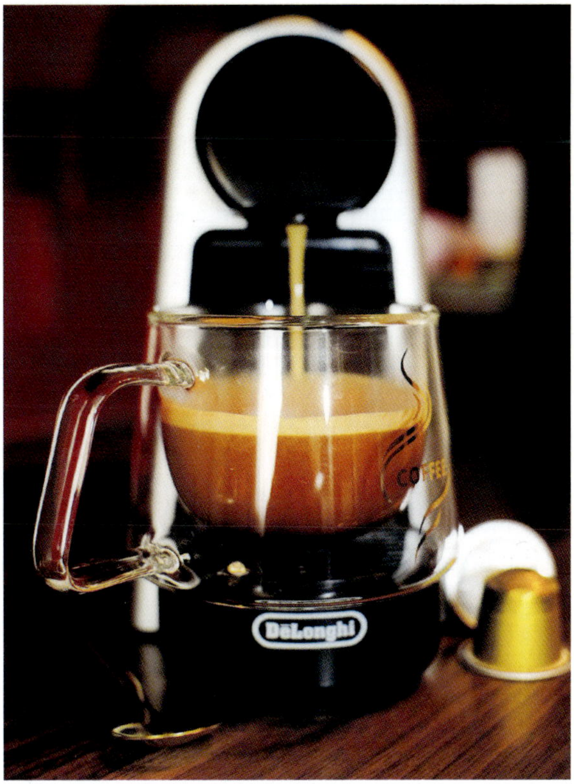

Mit einem perfekten Espresso aus einer Siebträgermaschine kann man Kapselkaffee wohl kaum vergleichen. Er ist aber zumindest gleich gut wie der von den meisten Vollautomaten gebrühte Kaffee. Grund dafür ist, dass Aroma und Geschmack des Kaffeemehls durch die luftdichte Umhüllung der Kapsel auch über längere Zeit hinweg gut konserviert werden. Allerdings beschränkt sich die Möglichkeit der Einflussnahme auf das Ergebnis in der Tasse auf die Auswahl der Kapselsorte. Dass Kaffee in Kapseln um einiges teurer ist als die ganzen Kaffeebohnen und überdies durch

Verpackung und die leeren Kapseln Müll produziert wird, ist ein weiterer Nachteil dieser Zubereitungsart. Aber die Maschinen sind klein, schnell einsatzbereit und liefern guten Kaffee.

Kalter Kaffeeauszug

In letzter Zeit kommt eine Art der Kaffeezubereitung in Mode, die uns auf den ersten Blick etwas ungewohnt erscheint: der kalte Kaffeeauszug. Es gibt dafür zwei Methoden: Cold Drip und Immersion Brew. Weil man für letztere keine speziellen Geräte braucht, sondern eine French Press dafür genügt, wollen wir diese „kalte" Methode etwas näher betrachten.

Kaltes Wasser braucht um ein Vielfaches länger, um die Aromen und Koffein aus den gemahlenen Kaffeebohnen zu lösen. Säuren und Bitterstoffe werden durch die niedrige Temperatur hingegen nur in einem verschwindend geringen Ausmaß gelöst. Man erhält also einen sehr milden und bekömmlichen Kaffee.

Kaffee nach der Immersion-Brew-Methode eignet sich sehr gut für die Herstellung von Eiskaffee. Auch kann er sein mildes Aroma gut entwickeln, wenn man ihn über Eiswürfel in ein schweres Whiskeyglas gießt und ihn eiskalt daraus schlürft. Man kann den kalten Kaffee mit ebenso kalter Milch genießen oder ihn als Basis für die Kreation von Kaffee-Cocktails verwenden.

Für die Herstellung des kalten Kaffeeauszugs eignen sich am besten Kaffeebohnen hellerer Röstung. Sie sollten so grob wie für die French Press gemahlen werden, unter Umständen sogar noch eine Spur gröber. Wegen der großen Menge Kaffeemehl, die bei der kalten Extraktion verwendet wird, und der langen Extraktionszeit hat kalt zubereiteter Kaffee einen vergleichsweise hohen Koffeingehalt. Wenn Sie Ihren kalten Kaffee süßen wollen, ist bloßer Kristallzucker nicht die erste Wahl. Er löst sich im kalten Kaffee nur sehr langsam auf. Besser ist, aus Zucker und warmem Wasser einen dicken Sirup anzurühren, im Kühlschrank auf Kaffeetemperatur abkühlen zu lassen und diesen Sirup als Süßstoff zu verwenden.

Was Sie bei der Zubereitung von kaltem Kaffee außer einer French Press noch haben müssen, ist viel Geduld. Es dauert nämlich seine Zeit, bis der kalte Kaffee fertig ist. Im Allgemeinen hält man zwölf Stunden für die angemessene Ziehzeit bei Zimmertemperatur. Zuerst füllen Sie das grob gemahlene Kaffeemehl in die Kanne. Die

Menge hängt davon ab, wie stark Sie Ihren kalten Kaffee haben wollen. Üblicherweise geht man von 10 bis 12 Gramm Kaffee auf 100 Milliliter Wasser aus. Das ist ein gehäufter Esslöffel voll. Dann gießt man mit der entsprechenden Menge kaltem und am besten gefiltertem Wasser auf, verrührt das Kaffeemehl im Wasser und setzt den Deckel mit hochgezogenem Stempel auf die Kanne. Und dann lassen Sie den Kaffee zwölf Stunden ziehen. Wenn Sie morgens den koffeinreichen kalten Kaffee genießen wollen, können Sie ihn am frühen Abend zuvor ansetzen.

Sind die zwölf Stunden um – genau auf die Minute kommt es natürlich nicht an –, wird der Kaffeetrester vom Wasser getrennt, indem man den Stempel der French Press behutsam bis zum Anschlag nach unten drückt. In Glas oder Tasse gießen und genießen!

Falls Ihnen der Kaffee zu stark sein sollte, können Sie ihn mit Wasser verdünnen. Und bei der nächsten Zubereitung nehmen Sie einfach weniger Kaffee. Ist er Ihnen aber nicht intensiv genug, sollten Sie beim nächsten Mal mehr Kaffeemehl verwenden. Auch können Sie die Extraktionszeit auf bis zu 24 Stunden ausdehnen. Beides erhöht die Intensität des Kaffeegeschmacks.

Milch und Milchschaum

Manche mögen ihren Kaffee schwarz und pur, andere wiederum wollen ihn mit Milch. Unzweifelhaft ist Milch für viele die optimale Ergänzung des Kaffees. Man kann sie einfach in beliebiger Menge in den Kaffee gießen, von einigen Tropfen bis zu einem guten Schuss. Aber erst aufgeschäumt zeigt die Milch ihr volles Potenzial im Kaffee und ganz speziell in bzw. auf dem Espresso. Nicht umsonst verfügen die meisten Espressomaschinen über eine Dampfdüse zum Aufschäumen von Milch.

Grundsätzlich kann man jede Milch aufschäumen, Vollmilch genauso wie fettarme oder Haltbarmilch. Der Unterschied liegt teils im Geschmack, vor allem aber in der Textur des Schaums. Vollmilch mit einem Fettgehalt zwischen 3,5 und 4 Prozent liefert einen cremigen und weichen Schaum. Je geringer der Fettgehalt der Milch ist, umso trockener und voluminöser wird der Milchschaum.

Das Milchschäumen mit der **Dampfdüse der Espressomaschine** ist die professionelle Art, einen cremigen, feinporigen Milchschaum zu erzeugen. Einen festen Schaum, in dem fast der Löffel stecken bleibt, bekommt man auf diese Art nicht.

Aber für den Espresso will man den auch gar nicht. Dieser feste Schaum, von den Barista als „Bauschaum“ bezeichnet, verbindet sich nämlich nicht richtig mit dem Kaffee, sondern bleibt über diesem stehen. Das ist aber nicht der Sinn des Milchschaums im traditionellen Sinn, wie er beispielsweise für den Cappuccino verwendet wird. Milchschaum und Kaffee sollen sich verbinden, erst dann ergibt sich der einzigartige Geschmack.

Schäumt man die Milch mit der Dampfdüse, sollte man das am besten in einem Aufschäumkännchen aus Edelstahl tun. Es verjüngt sich von unten nach oben. Die Milch hat darin genug Platz zum Rotieren, Ausdehnen und Schäumen, schwappt aber nicht über. Damit das funktioniert, darf das Kännchen nur zur Hälfte mit Milch gefüllt sein. Im Sinne eines zufriedenstellenden Milchschaums sollten Sie dieses Verhältnis von Milchmenge und Kännchengröße immer einhalten. Brauchen Sie mehr oder weniger Milchschaum, sollten Sie eine andere Kännchengröße verwenden.

Das Kännchen wird zur Hälfte mit kalter Milch aus dem Kühlschrank gefüllt. Kalt ist wichtig, weil bei warmer Milch die Zeit zum Aufschäumen nicht ausreicht. Der Milchschaum soll höchstens eine Temperatur von 65 Grad erreichen. Wird er wärmer, beginnt das in der Milch enthaltene Eiweiß zu gerinnen und der Milchschaum verliert seine feine Cremigkeit.

Vor dem Schäumen der Milch sollte man kurz die Dampfdüse aufdrehen und das im System angesammelte Kondenswasser ablassen. Wenn Sie diesen Schritt überspringen, wird das Kondenswasser in den Milchschaum geblasen und der Schaum aus verwässerter Milch wird weniger cremig. Die Dampfdüse sollte jedenfalls so lange geöffnet sein, bis reiner Dampf herauskommt. Und Vorsicht: Düse und Dampf sind sehr heiß!

Der eigentliche Aufschäumprozess lässt sich in zwei Phasen unterteilen, die **Ziehphase** und die **Rollphase**. Während der Ziehphase wird Dampf unter die Milch gemischt. Sie beginnen damit, dass Sie das Milchkännchen mit der ganzen Hand nehmen und es nicht bloß am Henkel fassen. Nur so können Sie die Temperatur des Kännchens spüren. Die Dampfdüse wird nun schräg, am besten in einem Winkel von etwa 45 Grad, in das Kännchen getaucht. Stützen Sie die Dampfdüse am Rand des Milchkännchens ab, dann haben Sie festen Halt. Nun öffnen Sie die Dampfdüse und senken dann das Kännchen, bis sich der Dampfaustritt der Oberfläche der Milch nähert und ein schlürfendes Geräusch erzeugt. Weil die Milch durch die Erwärmung

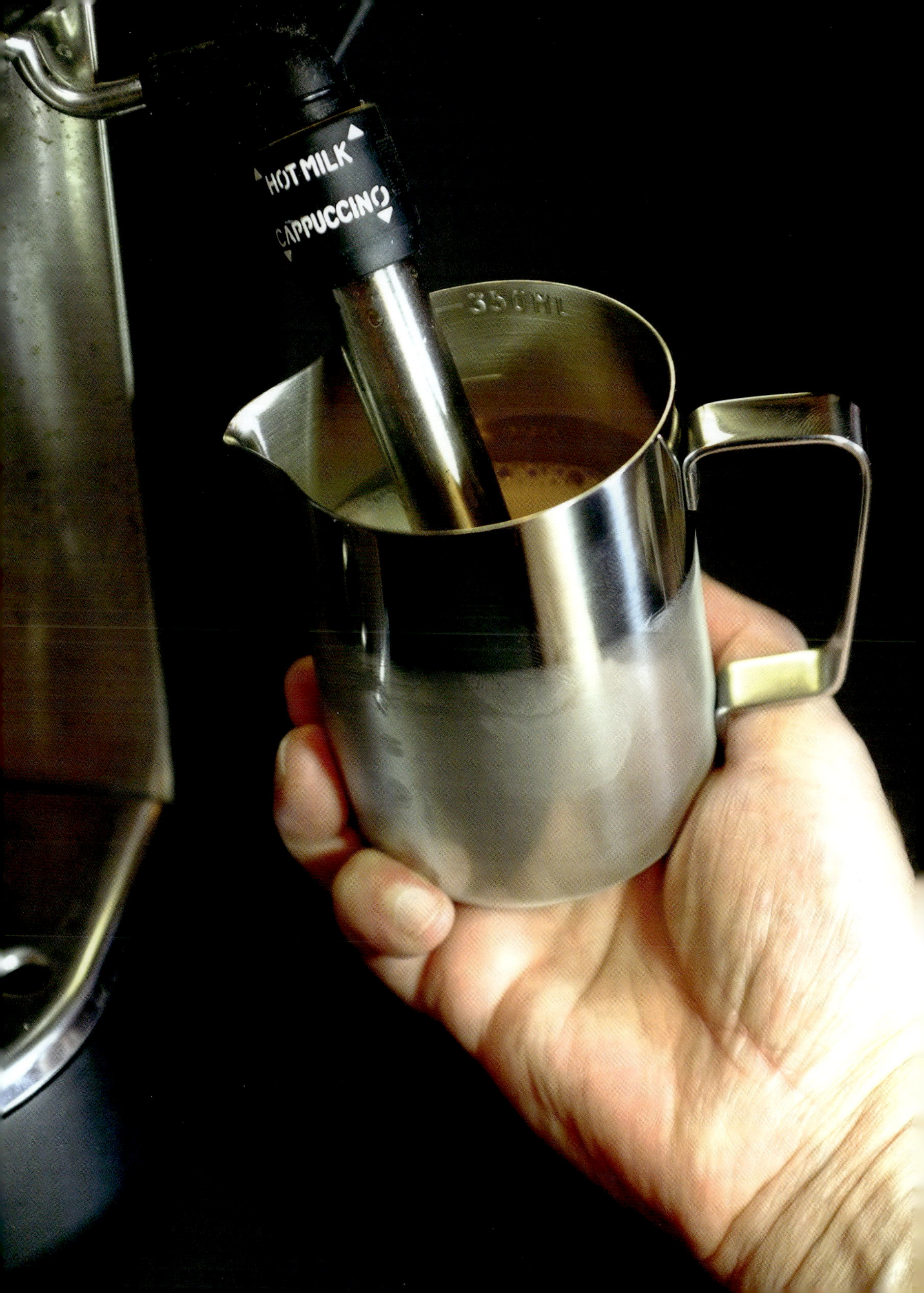
HOT MILK
CAPPUCCINO
350ML

und die Untermischung von Dampf an Volumen zunimmt, müssen Sie das Milchkännchen immer weiter absenken, damit die Dampfdüse nur bis knapp unter die Oberfläche in der Milch eingetaucht bleibt. Das Schlürfgeräusch der Dampfdüse sollte während der ganzen Zeit zu hören sein. Hat sich das Volumen der Milch um ungefähr die Hälfte erhöht, ist also das zuvor halb volle Kännchen zu drei Vierteln voll, haben Sie genug Dampf unter die Milch gemischt und Sie können von der Ziehphase zur Rollphase übergehen.

Während der Rollphase soll der unter die Milch gehobene Dampf verteilt, der Milchschaum verfeinert und größere Blasen entfernt werden. Zu Beginn der Rollphase wird die Dampfdüse wieder tiefer in die Milch getaucht. Allerdings nicht zu tief, weil sonst die Milch beim Rollen nicht mehr ausreichend verwirbelt wird. Die Milch bzw. der Schaum sollte während der Rollphase eine rollende Welle bilden. Davon hat die Rollphase auch ihren Namen.

Die Rollphase dauert etwa doppelt so lang wie die Ziehphase. Der Dampfdruck soll die Milch in Rotation versetzen. Das schlürfende Geräusch ist weiterhin unüberhörbar, und je länger es anhält, umso mehr Schaum entsteht. Türmt sich der Schaum auf, wirkt er wie ein Schalldämpfer. Das Geräusch wird etwas leiser, gleichzeitig werden die Blasen kleiner und bilden einen dichteren Schaum. Sie sollten die Rollphase erst beenden, wenn das Milchkännchen in Ihrer Hand unangenehm warm wird. Der Milchschaum sollte jetzt seine maximale Temperatur von etwa 65 Grad erreicht haben und Sie sollten die Dampfdüse schließen.

Anschließend wird das Milchkännchen sanft auf einer ebenen Fläche aufgestoßen, um große Blasen platzen zu lassen. Dann schwenkt man den Milchschaum im Kännchen, bis er eine seidige Struktur hat. Einzelne Flecken aus sehr trockenem Schaum, die sich an der Oberfläche zeigen können, löst man auf, indem man den Milchschaum sanft von einer Seite zur anderen schwenkt und dann erneut kreisen lässt. Dann ist der Milchschaum fertig und Sie können ihn auf den Espresso gießen.

Möglichst bald nach der Zubereitung von Milchschaum sollte man die Dampfdüse mit einem Tuch von Milchresten befreien. Auch sollte man die Dampfdüse kurz öffnen, damit Milchreste aus dem Inneren der Dampfdüse herausgeblasen werden.

Haben Sie keine Espressomaschine mit Milchaufschäumdüse, müssen Sie trotzdem nicht auf den Milchschaum verzichten. Es gibt eine Reihe von Milchaufschäumern, elektrisch oder mit Handbetrieb, mit deren Hilfe sich auf einfache Art guter Milchschaum erzeugen lässt. Allen gemeinsam ist, dass nicht wie bei der Herstellung mit der Düse der Espressomaschine Dampf die Milch aufschäumen lässt, sondern bloße Luft. Außer bei einigen elektrischen Milchschäumern, welche die Milch erwärmen, müssen Sie das zuvor selbst tun. Die Milch soll eine Temperatur von 60 bis 65 Grad haben, bevor Sie mit dem Aufschäumen beginnen.

Von den verschiedenen Möglichkeiten, Milch aufzuschäumen, wollen wir jene mit dem Stab-Milchschäumer näher betrachten. Es ist die kostengünstigste Art, weil das kleine batteriebetriebene Gerät nur wenige Euro kostet, und sie liefert zuverlässig einen guten Milchschaum.

Die Milch muss vor dem Aufschäumen auf 60 bis 65 Grad erwärmt werden. Das Gerät hat am Ende des Stabes einen kleinen Quirl aus Drahtgeflecht. Diesen taucht man in die Milch und schaltet den Motor ein. Der Quirl soll vollständig in die Milch eingetaucht sein, sonst spritzt die Milch in alle Richtungen. Zu tief darf er allerdings auch nicht in der Milch sein, dann kann er nämlich keine Luft mehr unter die Milch rühren. Die beste Eintauchtiefe ist die höchste Position, bei der noch keine Milch verspritzt wird. Sobald der Milchschaum die gewünschte Konsistenz hat, können Sie ihn sogleich auf Ihren Kaffee gießen.

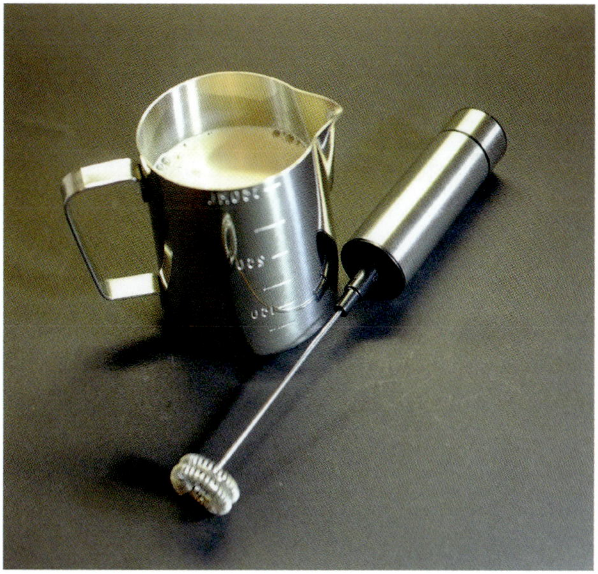

Latte Art

Beim Kaffee spielen alle Umstände eine Rolle. Aroma, Geschmack, die entspannte Situation und natürlich auch der optische Eindruck. Das Auge trinkt mit! Diesem letzten Aspekt widmet sich die Latte Art, die Kunst, den Milchschaum so in die Kaffeetasse einzuschenken, dass beeindruckende Bildformen entstehen. Es ist tatsächlich eine Kunst, und wie jede Kunst muss man auch Latte Art durch viel Übung erlernen und perfektionieren.

Latte Art lässt sich nicht auf jedem Kaffee, sondern nur auf Espresso produzieren. Es ist nämlich die Crema des Espressos nötig, damit durch den farblichen Unterschied zwischen weißem Milchschaum und bräunlicher Crema das Bild auf dem Kaffee entstehen kann. Außerdem muss die Milch mit der Dampfdüse der Espressomaschine aufgeschäumt werden. Nur so erhält man einen Milchschaum, der für Latte Art feinporig genug ist.

Latte Art hat keinen Einfluss auf den Geschmack des Espressos, sie dient ausschließlich der Optik – als letzter Schritt zu einem in geschmacklicher und optischer Hinsicht perfekten Espresso. Entsprechend steht vor der Latte Art das Bestreben, sowohl den Espresso als auch den Milchschaum möglichst zu perfektionieren. Aber davon war schon die Rede.

Zunächst macht man den Espresso, dann schäumt man die Milch auf. Und dann beginnt die wahre Kunst. Der Milchschaum muss auf die richtige Art und Weise auf den Espresso gegossen werden. Eine Rolle spielt auch die Form der Tasse. Am besten geeignet ist die übliche Cappuccino-Tasse, die nach oben hin breiter wird, einen runden Boden hat und innen vollständig glatt ist. Außerdem soll das Milchkännchen eine spitz zulaufende Ausgießtülle haben. Ist die Tülle zu rund, besteht die Gefahr, dass zu viel Milchschaum auf einmal ausgegossen wird.

Die richtige Höhe, aus der man den Milchschaum eingießt, und die richtige Geschwindigkeit des Eingießens muss man sich durch Übung erarbeiten. Gießt man aus zu großer Höhe ein, hebt man die Crema und der Milchschaum versinkt darunter. Bei zu geringer Höhe dagegen ertrinkt die Crema regelrecht im Milchschaum. Bei zu langsamem Eingießen entsteht nicht genügend Bewegung in der Tasse, um ein Muster zu bilden. Bei zu schnellem Gießen vermischen sich Crema und Milchschaum unkontrolliert. Und bis man mit dem Eingießen beginnt, sollte

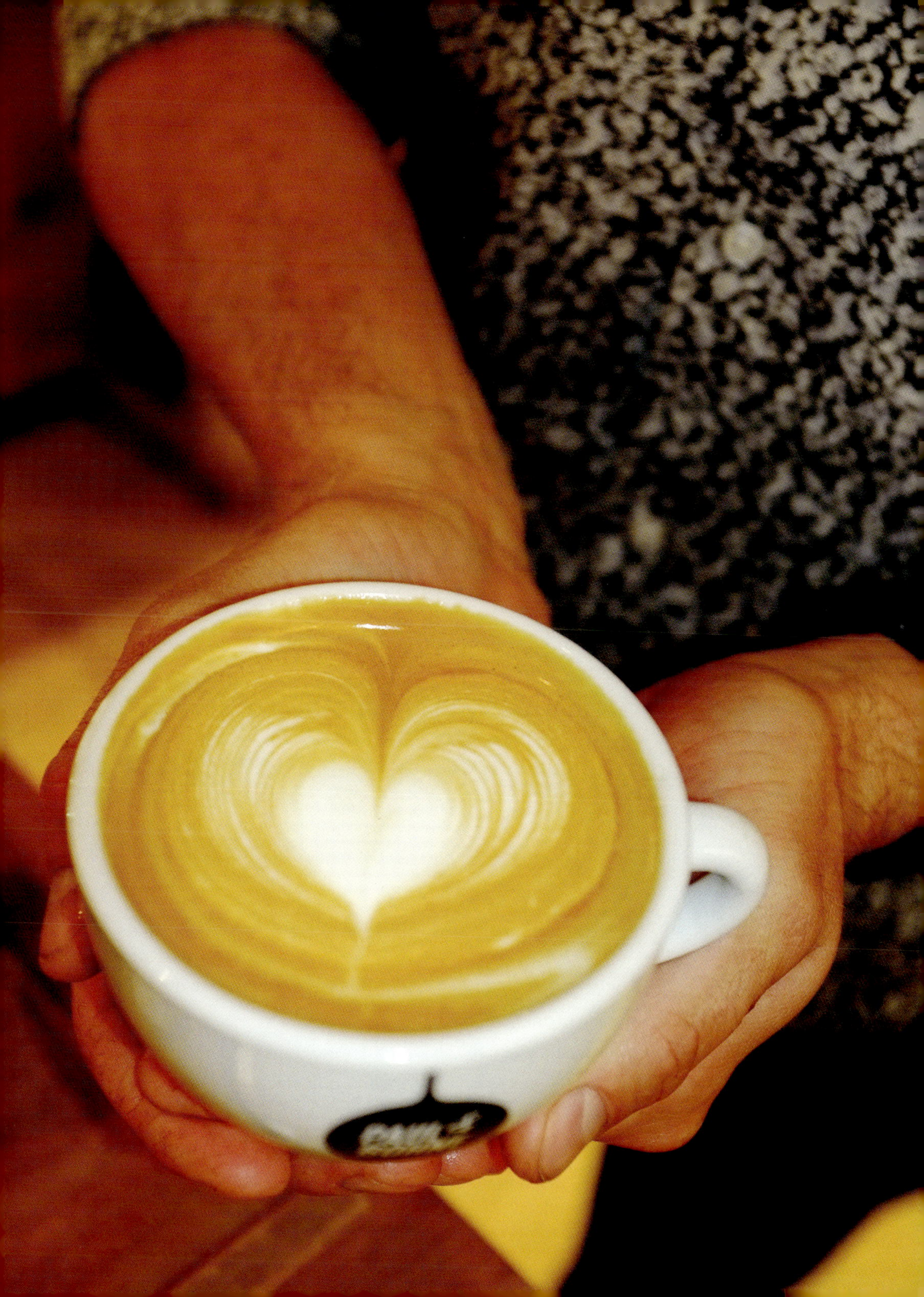

man das Milchkännchen ständig leicht schwenken, damit sich der Schaum nicht von der Milch absetzt.

Einfache Bilder, die man mit etwas Übung auf den Espresso oder Cappuccino zaubern kann, sind Herz und Tulpe, auch das Blatt gelingt meist schon nach einigen Versuchen. Ihrer Kreativität sind natürlich keine Grenzen gesetzt. Wenn Sie die einfachen Formen einmal beherrschen können Sie diese nach Lust und Laune untereinander kombinieren oder auch selbst neue Formen erfinden.

Das einfachste Bild ist das **Herz**. Auch viele andere Formen beginnen damit, deshalb ist das Herz der ideale Einstieg in die Latte Art. Ein Herz gießt man in drei Schritten, ohne den Fluss des Milchschaums zwischen den Schritten zu unterbrechen.

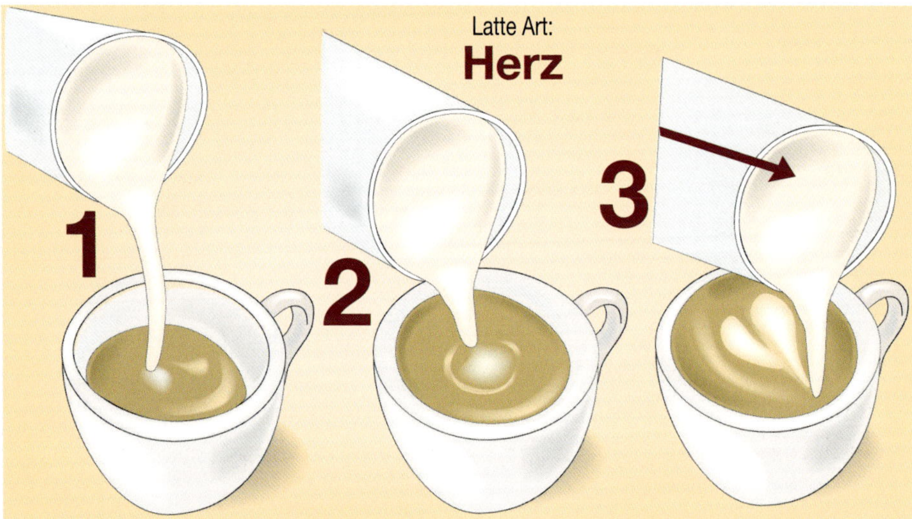

• Die aufgeschäumte Milch aus etwa 5 Zentimeter Höhe über der Tasse in die Mitte der Crema gießen, sodass sie aufsteigt und sich in der Mitte der Crema ausbreitet. Achten Sie im Weiteren darauf, die Fließgeschwindigkeit des Milchschaums konstant zu halten.

• Sobald die Tasse – d. h. der Abstand zwischen Crema und Tassenrand – halb voll ist, das Milchkännchen dicht über die Tasse senken und über der Tassenmitte leicht hin und her schwenken. Dadurch breitet sich der Milchschaumkreis in der Mitte weiter aus.

• Sobald die Tasse fast voll ist, das Milchkännchen wieder höher halten und dessen Ausgießer durch die Mitte zum Tassenrand führen. Dadurch bildet sich die Herzform.

Die **Tulpe** ist eine erweiterte Form des Herzens. Der Strom des Milchschaums wird dabei so oft unterbrochen wie man neue „Blütenblätter“ hinzufügt. Das sind meist zwei untereinander, aber vielleicht bringen Sie bei entsprechend präzisem Gießen sogar drei auf der Oberfläche Ihres Cappuccinos unter.

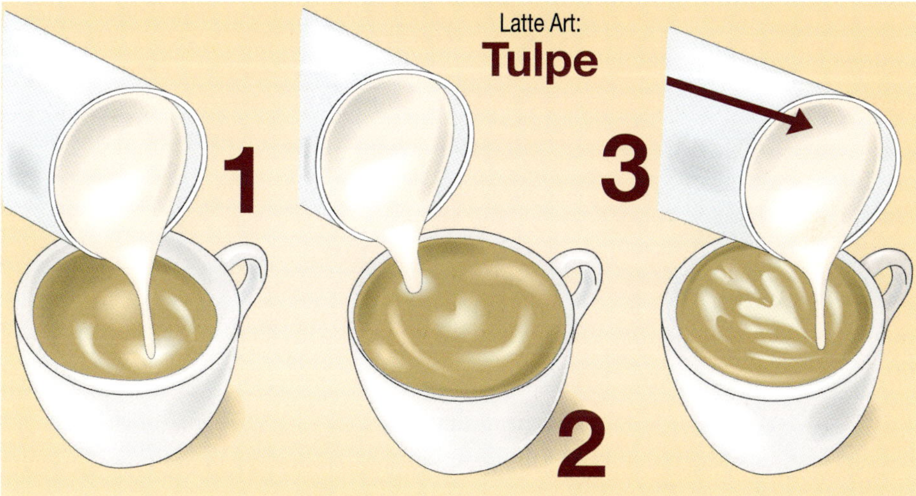

Die drei Schritte zur Tulpe:

• Wie beim Herzen einen kleinen Kreis in die Mitte der Crema gießen. Dann kurz absetzen.

• Einen Zentimeter vom ersten Milchkreis entfernt, also dem Tassenrand zu, wieder ansetzen. Dabei das Milchkännchen vorsichtig nach vorne führen, sodass sich der erste Milchschaumkreis zu einem rundlichen Herzen zu formen beginnt. Wieder kurz absetzen.

• Gießen Sie so viele Blütenblätter, wie Sie wollen und Platz ist. Schließen Sie mit einem kleinen Herz ab und ziehen Sie ohne abzusetzen mit einer dünnen Milchschaumlinie durch die Mitte den Stiel der Tulpe.

Das **Blatt** ist schon eine etwas komplexere Form, aber immer noch verhältnismäßig einfach und in drei Schritten auf den Cappuccino zu zaubern. Es gelingt mit sehr trockenem und dünnem Milchschaum am besten.

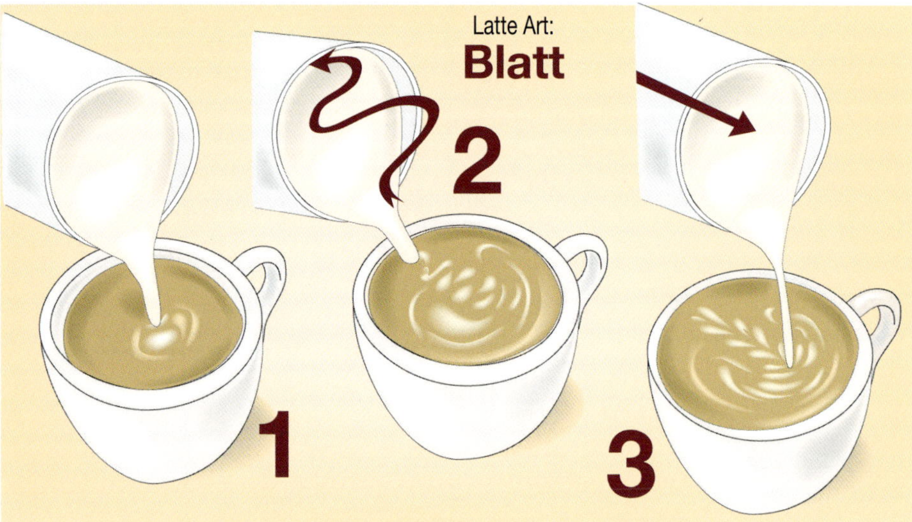

• Wie bei Herz und Tulpe einen Kreis in die Mitte der Tasse gießen. Sobald die Tasse halb voll ist, das Milchkännchen zur Tasse senken und schnell in kleinen Bewegungen hin und her schwenken.

• Die Zickzack-Bewegung zum Tassenrand führen und dabei immer weniger hin und her schwenken. Das Muster soll sich zum Tassenrand hin verkleinern.

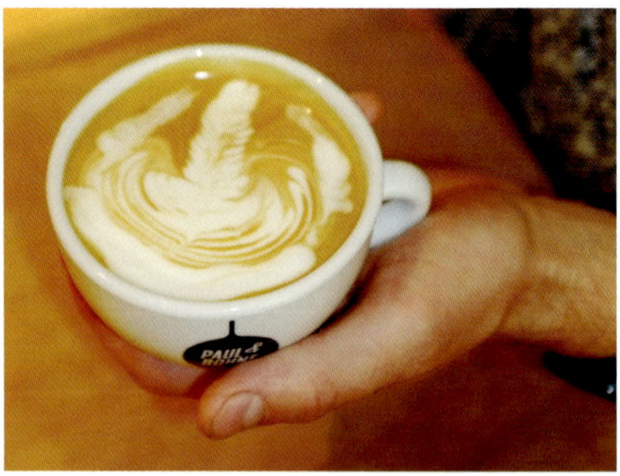

• Am Tassenrand dann das Milchkännchen wieder etwas anheben und eine gerade Linie durch das ganze Muster bis zum gegenüberliegenden Tassenrand ziehen.

Aus diesen drei Grundformen können Sie mit der Zeit eigene Formen entwickeln, etwa eine Mehrfach-Tulpe, ein Herz in einer Rosette oder sogar einen Schwan.

Und wenn es nicht immer gelingt, macht das auch nichts. Es ändert nichts am Geschmack und Genuss Ihres Espressos. Und der nächste Espresso bietet schon die nächste Möglichkeit zur Entfaltung Ihrer Latte Art.

Tasse oder Glas

Für so ziemlich alle Kaffeevarianten gibt es spezielle Tassen oder Gläser. Die Formen haben sich mit der Zeit entwickelt, sie berücksichtigen die Menge der jeweiligen Kaffeezubereitung und den Charakter des jeweiligen Kaffees. Natürlich ist die Art und Form des Gefäßes, aus dem man seinen Kaffee genießt, auch eine Frage des Designs. Schließlich will auch das Auge am Kaffeegenuss teilhaben. Zweifellos haben aber Material, Form und Größe des Trinkgefäßes Einfluss auf den Kaffeegenuss, wenn auch nicht direkt auf Geschmack und Aroma des Kaffees. So gesehen ist die Frage, welche Tassen, Becher oder Gläser Sie für welche Art von Kaffee verwenden, vor allem eine des persönlichen Geschmacks.

Viele Formen und Größen haben allerdings einen praktischen Hintergrund, den man berücksichtigen sollte. So macht es wenig Sinn, einen einfachen Espresso aus einer Cappuccino-Tasse zu trinken, er bedeckt in ihr gerade einmal den Boden. Das sieht irgendwie traurig aus, außerdem kühlt der Espresso wegen der viel zu großen Oberfläche in der Cappuccino-Tasse sehr rasch ab. Also genießen wir auch aus praktischen Erwägungen am besten den Cappuccino aus der Cappuccino-Tasse und den Espresso aus der kleinen Espresso-Tasse.

Beim Latte macchiato wäre es schade, ihn in einem Becher zu servieren statt in einem Glas, wie es ihm angemessen ist. Denn nur in einem Glas kann man die Trennung von Milch und Espresso sehen. Auf jeden Fall und bei jeder Art von Gefäß sollte aber eine gute Fähigkeit zur Wärmespeicherung gegeben sein. Espresso-Tassen sind deshalb aus dickem Porzellan, moderne Formen auch aus doppelwandigem Glas. Doppelwandig sind auch die Espresso-Gläser, die vor allem für den Genuss des einfachen Espressos immer beliebter werden. Beide Materialien, dickes Porzellan und doppelwandiges Glas, speichern die durch das Vorwärmen der Tassen oder Gläser aufgenommene Wärme gut und sorgen dafür, dass der Kaffee auch beim letzten Schluck noch nicht kalt ist.

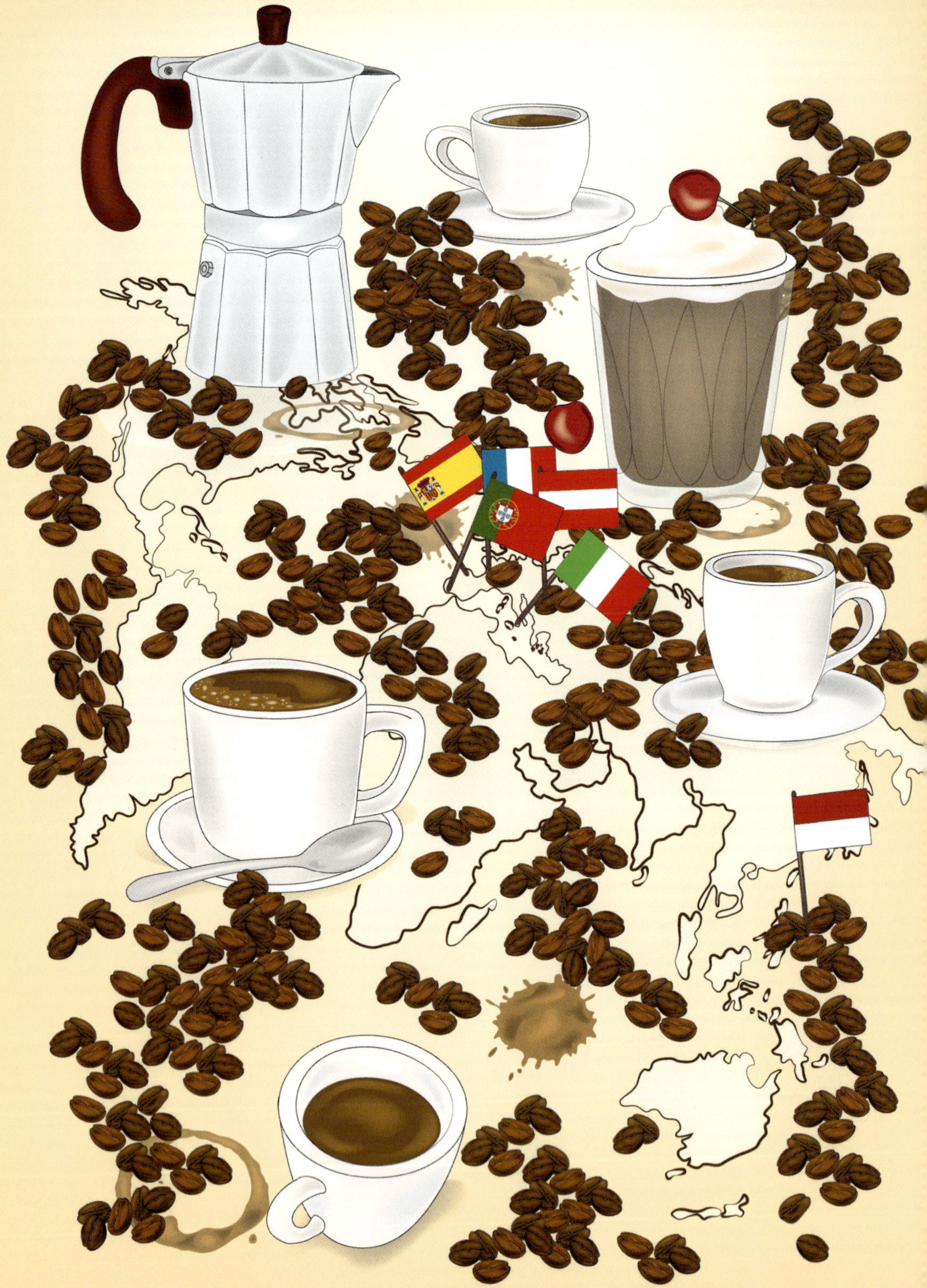

Kaffee gibt es auf der ganzen Welt. Aber so manche kreativen Geister sind damit noch nicht zufrieden. Sie nutzen das einzigartige Aroma und den Geschmack des Kaffees, um daraus und mit weiteren Zutaten fantasievolle Getränke zu mixen. Es überrascht immer aufs Neue, welche Aromen mit denen des Kaffees harmonieren.

Kaffee-Kreationen aus aller Welt

Wahre Kaffee-Gourmets können wahrscheinlich ihre Empörung nur schwer verbergen: Kaffee mit Sirup, Früchten, Eis oder Schnäpsen zu mischen – geradezu ein Sakrileg! Guter Kaffee besitzt reine und komplexe Aromen, die darf man doch nicht durch andere Zutaten verändern. Oder doch?

Es ist, wie alles rund um den Kaffee, eine Frage des persönlichen Geschmacks. Und wenn Sie das eine oder andere der folgenden Kaffeerezepte ausprobiert haben, kommen vielleicht auch Sie auf den Geschmack.

Weil bei einer Reihe von Rezepten Sirupe oder Soßen in der Zutatenliste aufscheinen, soll die Zubereitung der wichtigsten davon diesem Kapitel vorangestellt sein. Variationen nach Ihrem persönlichen Geschmack sind wie immer möglich.

Weisser Sirup

• 500 g Kristallzucker • 500 ml Wasser • 1 EL Wodka

• Das Wasser in einem großen Topf zum Kochen bringen. Unter ständigem Rühren den Zucker zugeben und vollständig im Wasser auflösen.

• Vom Herd nehmen, Wodka unterrühren – er kommt der Haltbarkeit zugute –, in ein Schraubdeckelglas füllen und bis zur Verwendung im Kühlschrank aufbewahren.

Erdbeersirup

• 500 g Erdbeeren • 225 g Kristallzucker • 500 ml Wasser • 1 EL Wodka

• Die Erdbeeren waschen und vierteln. In einem Topf mit Wasser übergießen und aufkochen. Knapp eine halbe Stunde köcheln lassen. Schaum, der sich an der Oberfläche bildet, sollte abgeschöpft werden.

• Vom Herd nehmen, die Flüssigkeit durch ein Sieb in einen Topf abgießen. Diesen auf den Herd stellen, Zucker beigeben und unter ständigem Rühren vollständig auflösen. Kurz aufkochen, Schaum abschöpfen. Dann vom Herd nehmen und abkühlen lassen.

• Der Esslöffel Wodka ist für den Geschmack nicht unbedingt nötig, verlängert aber die Haltbarkeit des Erdbeersirups auf zumindest drei Wochen. Also rühren wir ihn unter.

• In einem Schraubdeckelglas bis zur Verwendung im Kühlschrank aufbewahren.

• Auf die gleiche Art kann man auch verschiedene andere Fruchtsirupe herstellen. Es kommen alle Früchte infrage, die ein ausgeprägtes Aroma haben, etwa Heidelbeeren, Brombeeren, Kirschen, Sanddornbeeren oder auch Marillen.

Karamellsosse

• 200 g brauner Zucker • 60 ml Wasser • 3 EL Butter • eine Prise Salz • 120 ml Schlagobers • 2 Pkg. Vanillezucker

• Braunen Zucker und Wasser unter ständigem Rühren zum Kochen bringen. Dann einige Minuten ohne Rühren stark kochen lassen.

• Vom Herd nehmen, Butter und Salz unterrühren. Etwas abkühlen lassen, dann Schlagobers und Vanillezucker beigeben und alles zu einer glatten Soße verrühren. Nach dem Abkühlen in ein Schraubdeckelglas füllen und bis zur Verwendung im Kühlschrank aufbewahren. Hält sich dort etwa drei Wochen.

SCHOKOLADENSOSSE

• 125 g Kakaopulver • 150 g Zucker • 250 ml Wasser • 1 Pkg. Vanillezucker

• Kakaopulver und Zucker in einem Topf vermengen, mit Wasser aufgießen und unter ständigem Rühren zum Kochen bringen. Etwa fünf Minuten schwach köcheln lassen, dabei weiter rühren.

• Vom Herd nehmen und Vanillezucker unterrühren. In ein Schraubdeckelglas füllen und nach dem Abkühlen im Kühlschrank lagern. Hält sich dort mindestens vier Wochen.

Für die folgenden Kaffee-Kreationen können Sie, außer wenn es dezidiert um Espresso geht, grundsätzlich jeden Kaffee verwenden. Weil aber manche Zubereitungsart dem Charakter des jeweiligen Getränks besonders gut entspricht, finden Sie bei jedem Rezept ein Piktogramm als Hinweis auf die bevorzugte Zubereitungsart des Kaffees.

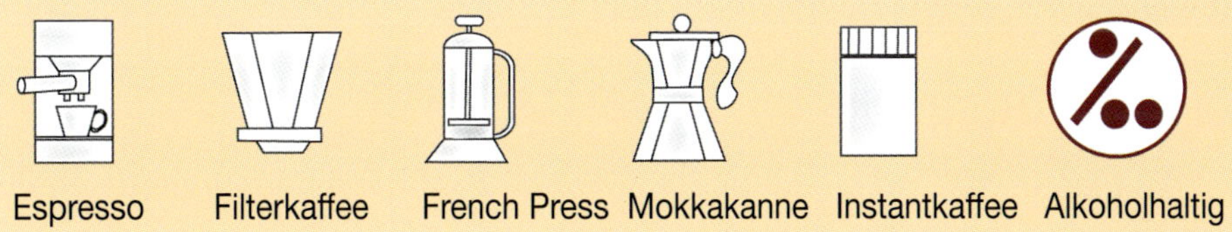

ROMANO

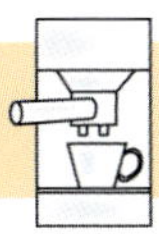

• Espresso
• Schale einer unbehandelten Zitrone

• Espresso zubereiten. Zitronenschale in langen Streifen abschälen und damit den Tassenrand gut einreiben. Zum Servieren die Zitronenschale über den Rand der Tasse hängen lassen.

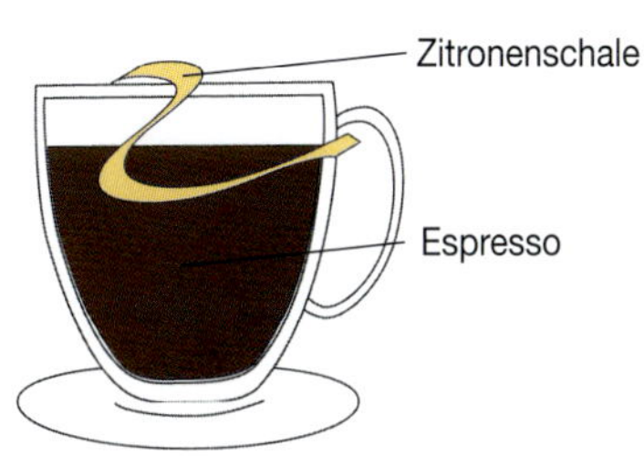

Cubano

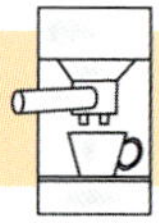

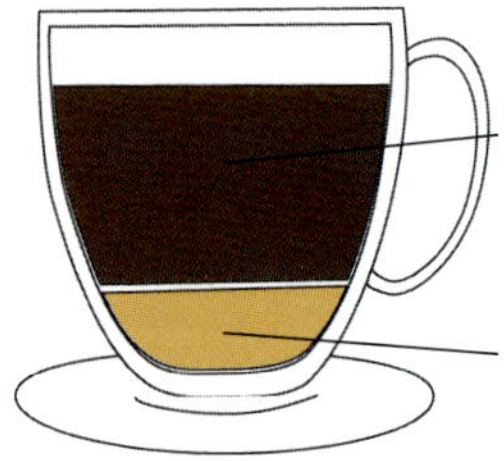

- 150 g Kaffeemehl für Espresso
- 2 TL Vanillezucker • 1 EL Rum

- Kaffeemehl und Vanillezucker gut vermischen und in den Siebträger füllen.

- In die Espresso-Tasse einen Esslöffel Rum geben und den Espresso aus der Maschine darüber in die Tasse laufen lassen. Vor dem Genuss nicht umrühren!

Irish Coffee (1)

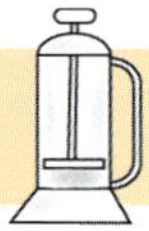

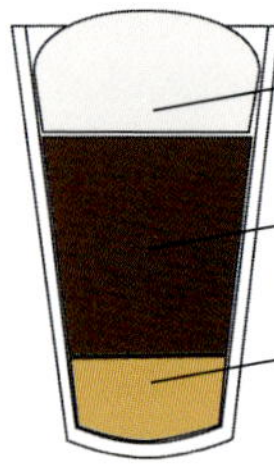

- 100 ml starker Kaffee • 1 EL brauner Zucker
- 30 ml Whiskey • 3 EL Schlagobers

- In ein hitzefestes Glas, das man vorher erwärmt, den braunen Zucker geben. Den Whiskey in einem Kupferkännchen erhitzen, anzünden und brennend über den Zucker gießen. Umrühren und die Flammen mit dem heißen Kaffee ablöschen.

- Obers steif schlagen und 3 EL davon behutsam in das Glas gleiten lassen. Nicht umrühren, aber sofort genießen!

Irish Coffee (2)

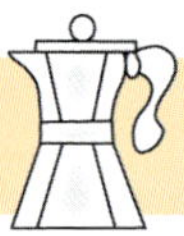

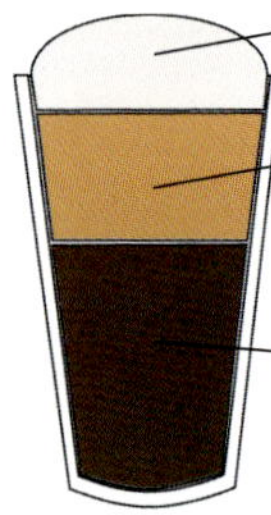

- 100 ml starker Kaffee, am besten aus der Mokkakanne
- 1 gehäufter EL brauner Zucker • 30 ml Whiskey
- Schlagobers

- Kaffee und braunen Zucker in ein Glas geben und gut verrühren. Mit Whiskey aufgießen, mit Schlagobers krönen und heiß genießen.

- Dieses einfachere Rezept für Irish Coffee wurde 1942 von Joe Sheridan publiziert und ist die Basis für den heute wohl berühmtesten Kaffee-Drink der Welt. Der Kaffee, stark wie die Hand eines Freundes, verbindet sich mit dem Whiskey, dem poetischen Geist Irlands. So zumindest hat Joe Sheridan seine Kreation erklärt …

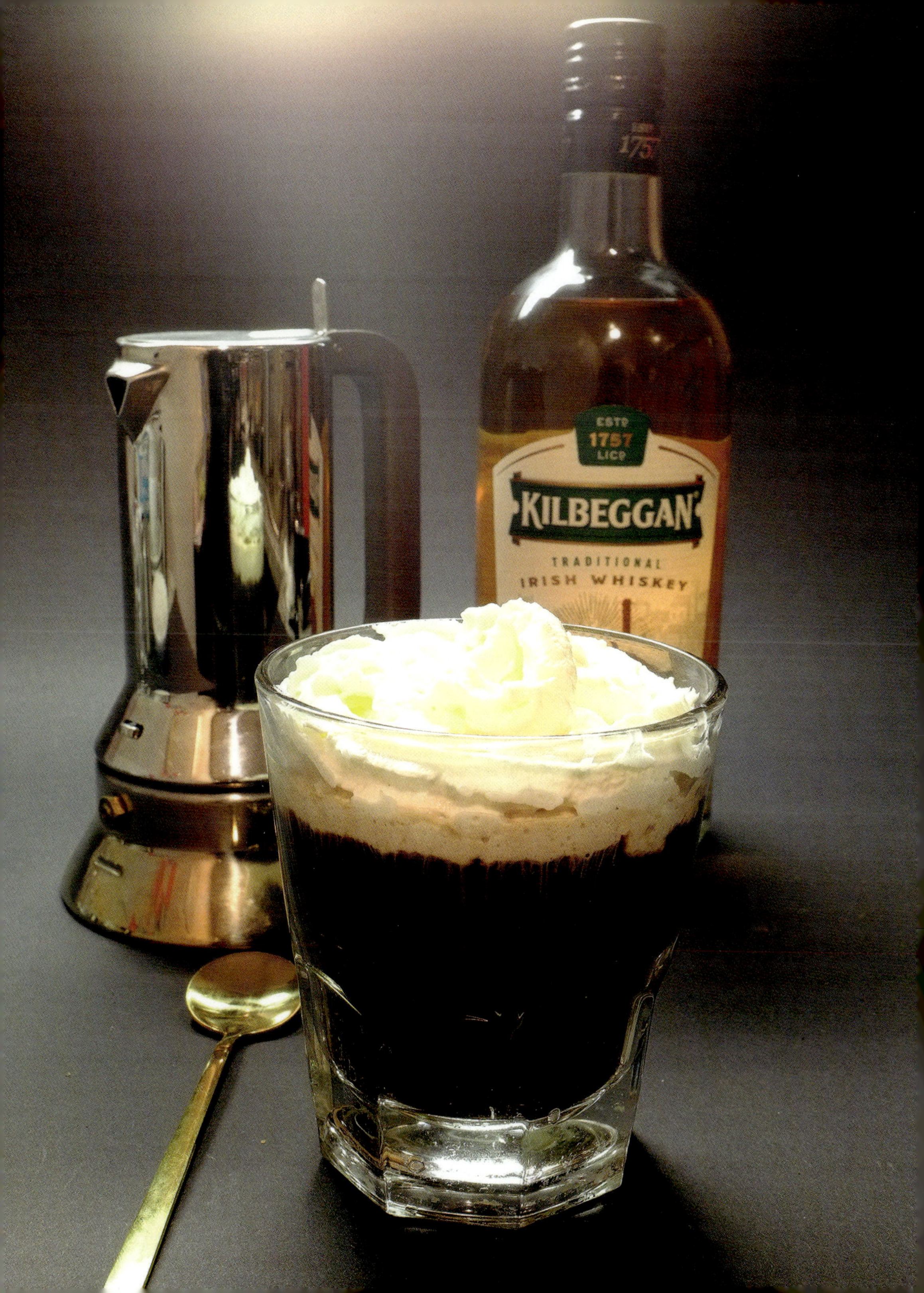
ESTD
1757
LIC'D
KILBEGGAN
TRADITIONAL
IRISH WHISKEY

Nussknacker

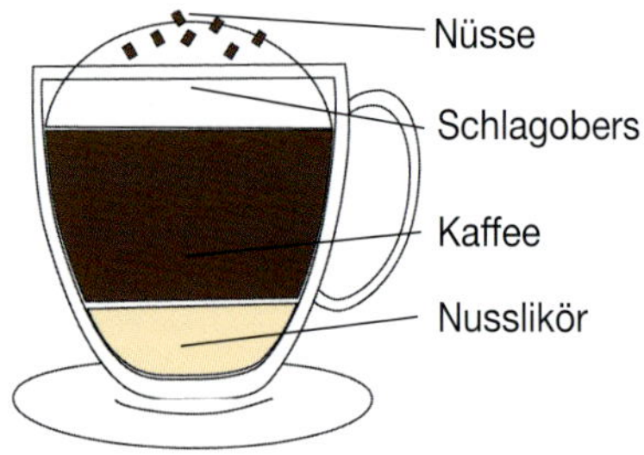

- 100 ml starker Filterkaffee • 1 EL Zucker
- 30 ml Nusslikör • 3 EL Schlagobers
- fein gehackte Nüsse zum Bestreuen

• In einem dickwandigen Glas Zucker und Nusslikör gut verrühren. Der Zucker soll vollständig im Likör gelöst sein. Mit heißem Kaffee aufgießen. Nicht umrühren!

• Schlagobers steif schlagen und 3 EL davon als Häubchen auf den Kaffee setzen. Mit fein gehackten Nüssen bestreuen und genießen.

Almpresso

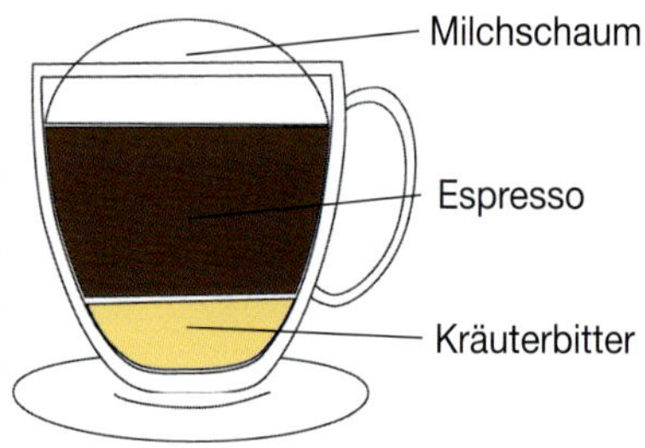

- 100 ml Espresso • 30 ml Kräuterbitter
- Milchschaum

• Kräuterbitter mit heißem Espresso übergießen und mit Milchschaum bedecken. Fertig. Wenn Ihnen das Getränk zu bitter schmeckt, dürfen Sie es natürlich süßen. Dazu sollten Sie aber den Zucker im Kräuterlikör verrühren, bevor Sie den Espresso darübergießen.

Mili Marilli

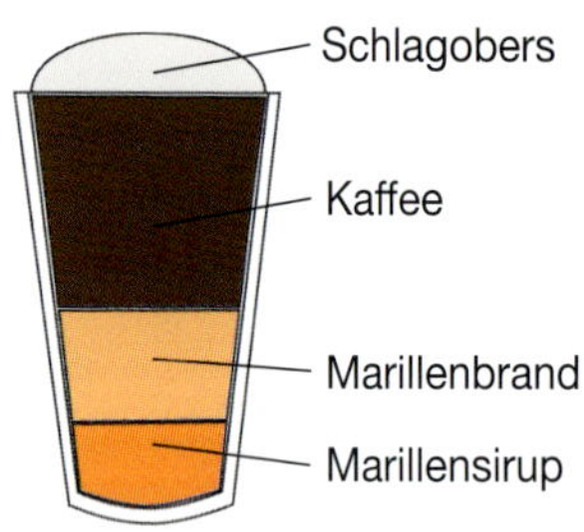

- 100 ml starker Kaffee • 30 ml Marillenbrand (Apricot Brandy) • 2 EL Marillensirup • Schlagobers

• In ein Glas zuerst den Marillensirup geben. Sie können ihn wie zuvor beim Erdbeersirup (s. S. 141) beschrieben auf Vorrat zubereiten. Über den Sirup den Marillenbrand gießen, mit Kaffee auffüllen und mit einem Häubchen Schlagobers krönen.

Kirschenmaus

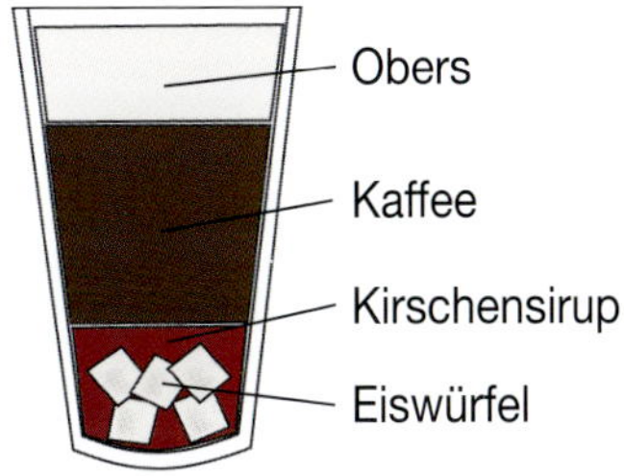

• 100 ml kalter starker Kaffee • 3 EL Kirschensirup
• mehrere Eiswürfel • Kaffeeobers

• In ein Glas die Eiswürfel geben, darüber den Kirschensirup. Letzteren können Sie wie den Erdbeersirup auf Vorrat herstellen, nur eben mit Kirschen.

• Mit eiskaltem Kaffee aufgießen und mit einem Schuss Kaffeeobers bedecken. Wenn die Jahreszeit frische Kirschen liefert, kann man ein Pärchen über den Glasrand hängen.

• Weil die Kirschenmaus eine Cousine der Kirchenmaus ist und deswegen abstinent, kommt diese Kreation ohne Alkohol aus. Es hindert Sie aber kein Gebot daran, dem Ganzen einen Schuss Kirschenbrand oder Cherry Brandy hinzuzufügen.

Kalter Kick

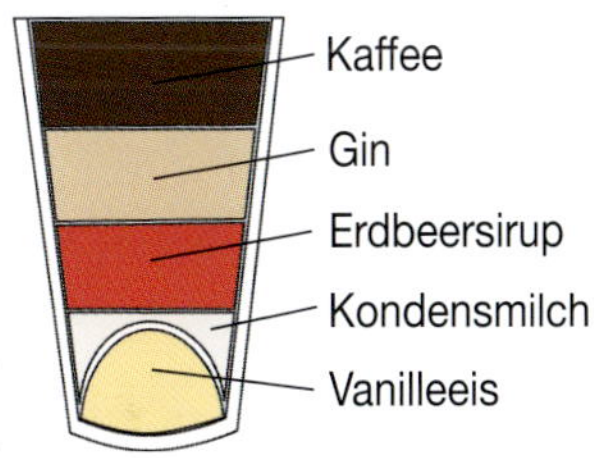

• 100 ml starker Instantkaffee • 20 ml Gin
• 3 EL Erdbeersirup • 3 EL Kondensmilch
• 1 Kugel Vanilleeis

• Eine Kugel Vanilleeis in ein Glas geben, darauf Kondensmilch, Erdbeersirup und Gin. Mit zuvor im Kühlschrank gut gekühltem Instantkaffee aufgießen und eiskalt genießen.

Kaffeepunsch

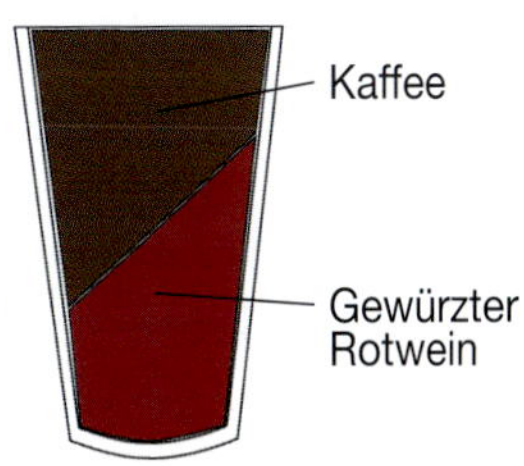

• 750 ml Rotwein • 5 Gewürznelken • 2 Zimtstangen
• 70 g Kristallzucker • 750 ml starker Filterkaffee

• Rotwein mit Gewürznelken und Zimtstangen in einem Topf kurz aufkochen. Zucker unterrühren, noch einmal aufkochen lassen, dann vom Herd nehmen und abseihen.

• Mit dem frisch zubereiteten heißen Kaffee vermischen und in Punschgläsern servieren.

Eiskaffee

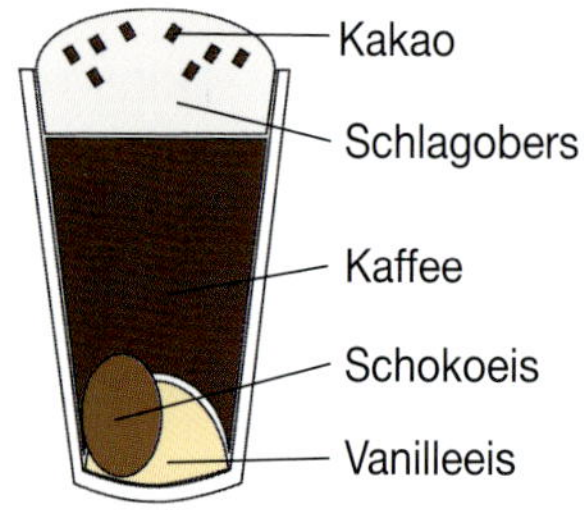

- 100 ml starker kalter Kaffee • 1 Kugel Vanilleeis
- 1 Kugel Schokoladeneis • Schlagobers
- Kakao zum Bestreuen

• Die Eiskugeln in ein hohes Glas geben, mit dem eiskalten Kaffee auffüllen und mit einem großen Gupf Schlagobers bedecken. Mit etwas Kakao bestreut servieren.

Barraquito

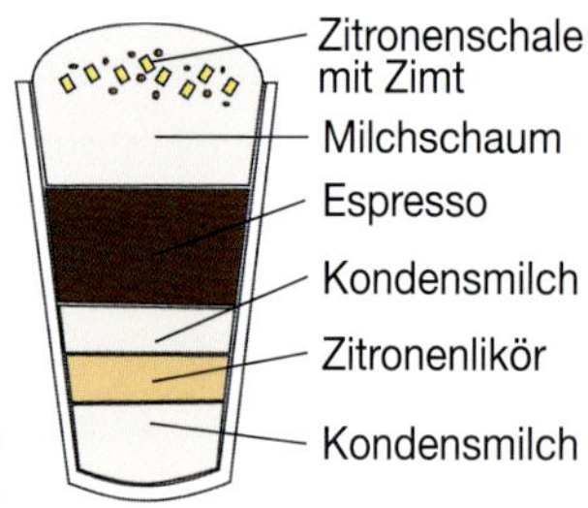

- 100 ml Espresso • 6 EL Kondensmilch
- 30 ml Zitronenlikör • Milchschaum
- abgeriebene Schale einer unbehandelten Zitrone
- Zimt zum Bestreuen

• In ein hohes Glas zuerst 3 EL Kondensmilch geben, darüber den Zitronenlikör und wieder 3 EL Kondensmilch. Mit dem Espresso auffüllen, Milchschaum darauf und mit abgeriebener Zitronenschale und Zimt bestreuen. Nicht nur in Portugal heiß begehrt!

Mokka Vanille

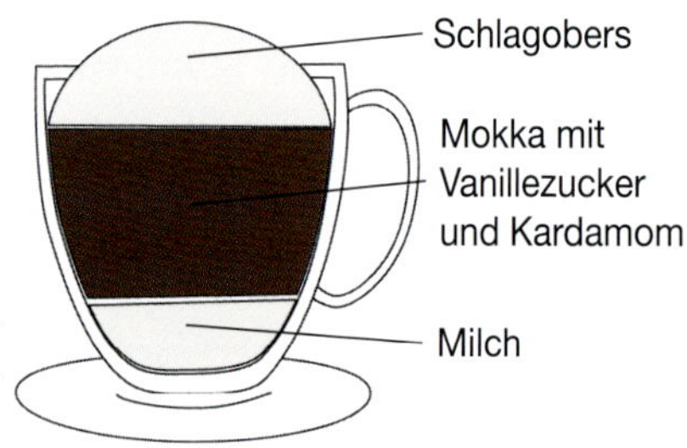

- 40 g Kaffeemehl • 1 EL Vanillezucker
- 1 TL Kardamom, gemahlen
- 60 ml heiße Milch • Schlagobers

• Kaffeemehl, Vanillezucker und Kardamom gut vermischen und daraus 100 ml Kaffee zubereiten, am besten in der Mokkakanne.

• In eine große Tasse oder einen Becher zuerst die heiße Milch füllen, darauf den Kaffee und schließlich ein Häubchen Schlagobers. Mokka Vanille gilt in manchen Gegenden als unmittelbar wirksames Potenzmittel, schmeckt aber auch absichtslos genossen.

Eierkaffee

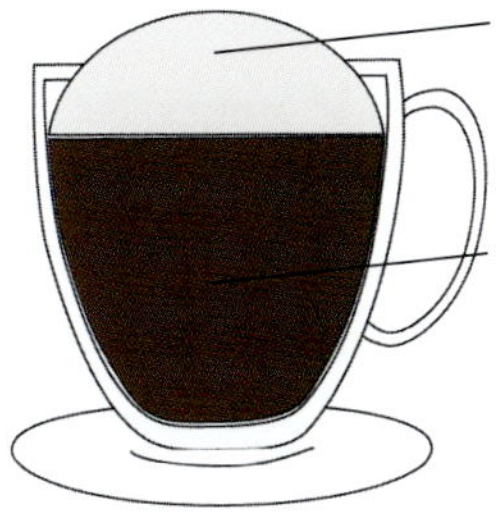

- 60 g grob gemahlener Kaffee • 1 Ei
- 60 ml kaltes Wasser
- weiteres Wasser, 750 ml und 100 ml
- Schlagobers

• Grob gemahlenen Kaffee mit einem Ei und 60 ml Wasser gut verrühren. Es soll eine richtige Paste entstehen.

• In einem Topf 750 ml Wasser zum Kochen bringen und die Kaffee-Ei-Paste darin behutsam verrühren. Drei Minuten kochen lassen, vom Herd nehmen, 100 ml kaltes Wasser unterrühren und dann den Kaffeesatz absinken lassen. Durch ein Sieb abgießen, auf Tassen oder Becher verteilen und mit einem Häubchen aus Schlagobers servieren.

• Kaffee mit Ei klingt irgendwie seltsam, schmeckt aber. Die Proteine binden nämlich die sauren und bitteren Inhaltsstoffe des Kaffees. Das Ergebnis ist ein sehr milder Kaffee mit ausgeprägtem Körper.

Apfel-Heidelbeer-Kaffee

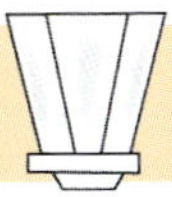

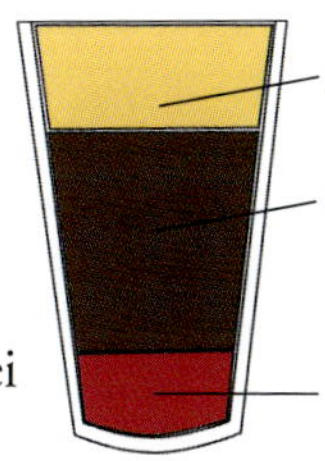

- 100 ml Kaffee • 1 kleiner Apfel
- 3 EL Heidelbeersirup • 2 EL Apfelsaft

• Apfel waschen, halbieren und in Spalten schneiden. Zwei Spalten für spätere Dekorationszwecke beiseitelegen.

• Den Kaffee im Filter zubereiten, indem man zuerst das Kaffeepulver in den Filter füllt und darauf die Apfelspalten verteilt. Dann den Kaffee brühen.

• In ein Glas zuerst den Heidelbeersirup geben. Man kann ihn auf die gleiche Art wie den Erdbeersirup zubereiten. Darauf kommt der Kaffee und schließlich der Apfelsaft. Zum Servieren zwei Apfelspalten auf den Rand des Glases stecken – das Auge will ja auch was vom Genuss haben.

• Dieses Rezept stammt aus dem US-Bundesstaat Idaho, wo das Aromatisieren von Kaffee mit Äpfeln Tradition hat.

Ingwer-Kaffee

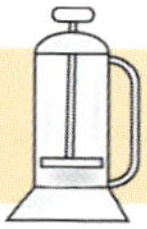

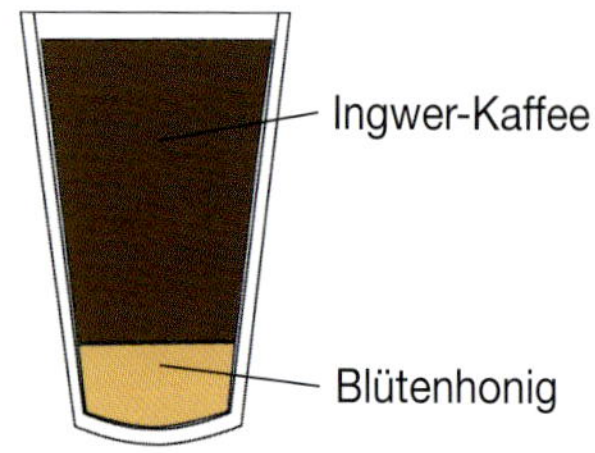

- 200 ml Kaffee • 1 EL frisch gehackter Ingwer
- Schale einer unbehandelten Zitrone • 200 ml Wasser
- 4 EL Blütenhonig

• Fein gehackten Ingwer mit abgeriebener Zitronenschale in einem Topf mit Wasser übergießen und zum Kochen bringen. Gut 5 Minuten sanft köcheln lassen, dann abseihen.

• Kaffee am besten in der French Press zubereiten und dann mit dem Ingwer-Absud verrühren. Den Blütenhonig in zwei Gläser verteilen, mit dem Ingwer-Kaffee aufgießen, umrühren, genießen.
Das Rezept stammt ursprünglich aus Indonesien.

Kopi Jahe

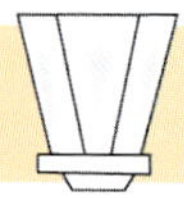

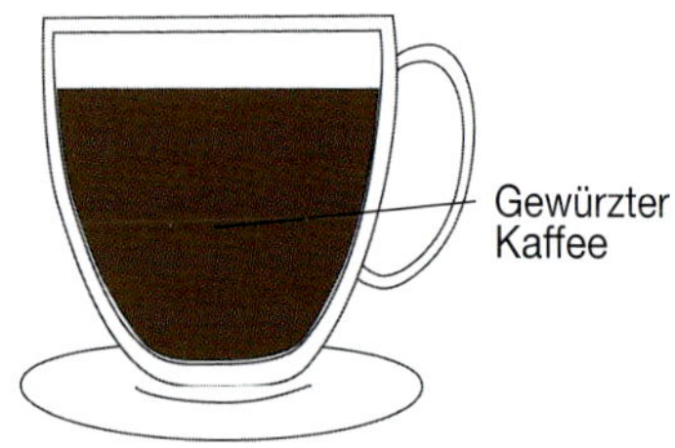

- 4 EL mittelfein gemahlener Kaffee
- 2 EL frisch und sehr fein gehackter Ingwer
- 70 g brauner Zucker • 3 Gewürznelken
- 2 Zimtstangen • 1 l Wasser

• Sehr fein gehackten Ingwer mit braunem Zucker und Kaffeemehl vermengen, in einem Topf mit Wasser übergießen, Gewürznelken und Zimtstangen beigeben und unter ständigem Rühren aufkochen. Vier bis fünf Minuten schwach köcheln lassen, dabei ständig rühren.

• Den Topf vom Herd nehmen und seinen Inhalt langsam durch einen Kaffeefilter in die Kanne laufen lassen. Aus dieser den Kaffee in die Tassen gießen.

• Kopi Jahe bedeutet „Ingwer- Kaffee“, und zwar auf Bahasa, der Nationalsprache Indonesiens. Eine der zahlreichen Variationen von gewürztem Kaffee in Südostasien.

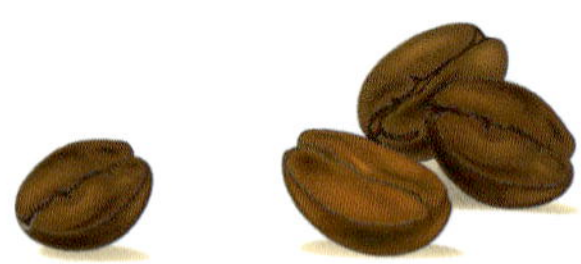

KAISERMELANGE

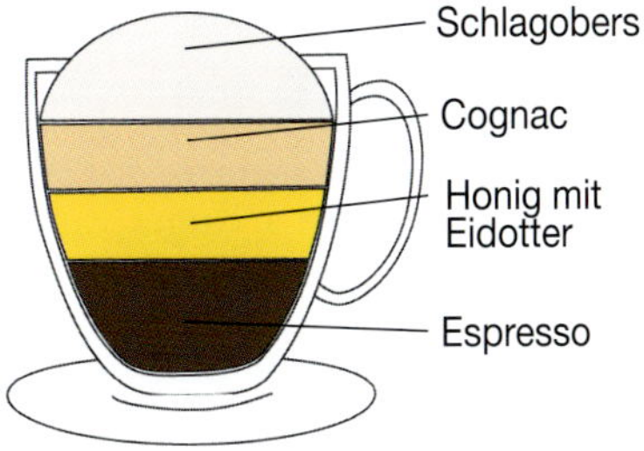

• 30 ml Espresso • 20 ml Cognac • 1 Eidotter
• 1 EL Honig • Schlagobers

• Eidotter und Honig cremig verrühren. Vorsichtig auf den Espresso in der Tasse gleiten lassen. Cognac behutsam darübergießen und dem Ganzen eine Krone aus Schlagobers aufsetzen.

• Eidotter und Honig verleihen dem Espresso einen vollen Körper, der Cognac den dazupassenden Geist. Die Kaisermelange gilt in Teilen der Welt als österreichische Spezialität, obwohl sie im Ausland bekannter ist als in Österreich selbst.

HONEY BLOSSOM

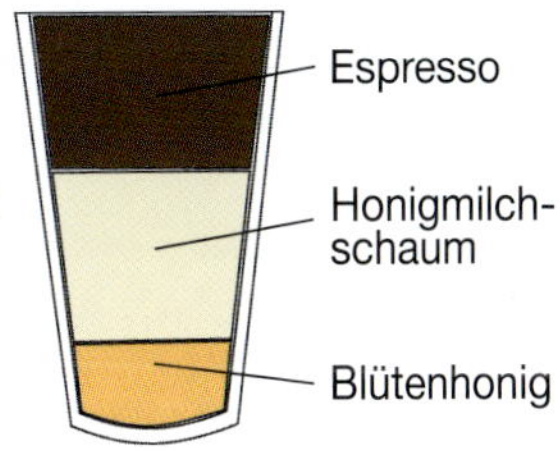

• 30 ml Espresso • 100 ml Milch mit 1 EL Blütenhonig und 1 EL Wasser • 2 EL Blütenhonig extra

• Milch, Honig und Wasser sorgfältig miteinander verrühren und anschließend aufschäumen.

• In ein Glas zuerst 2 EL Blütenhonig, darauf den Honigmilchschaum und über diesen vorsichtig den Espresso gießen. Wenn sich Feen zu einem Kaffeekränzchen treffen, gibt es wohl kein passenderes Getränk.

• Im Originalrezept aus Kalifornien wird selbstverständlich Orangenblütenhonig verlangt!

KIRSCH-LATTE

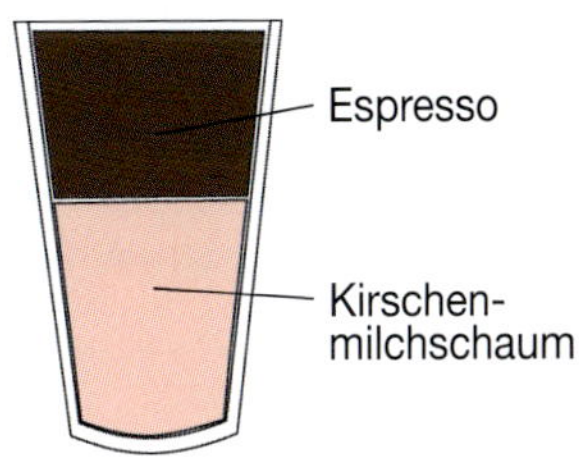

• 50 ml Espresso • 150 ml Milch • 25 ml Kirschensirup

• Milch und Kirschensirup – Zubereitung des letzteren nach dem Prinzip des Erdbeersirups im Rezept am Beginn dieses Kapitels (s. S. 141) – miteinander verrühren, bis der Sirup vollständig in der Milch aufgelöst ist. Dann die Milch aufschäumen.

• Den Milchschaum behutsam in ein Glas umfüllen und langsam den Espresso darübergießen. Ein Genuss!

Affogato

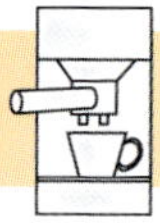

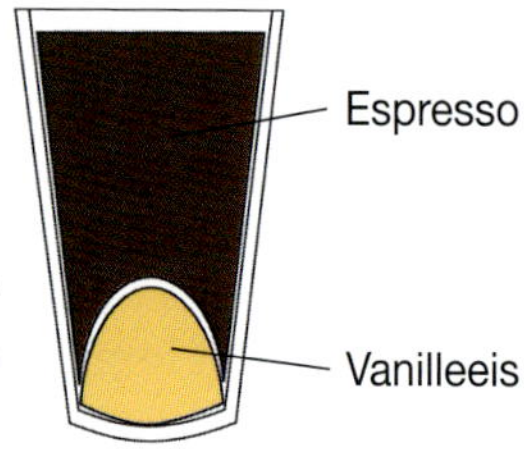

• 50 ml Espresso • 1 Kugel Vanilleeis

• Vanilleeis in ein passendes Glas geben und den Espresso langsam darüberlaufen lassen. Und damit ist der Affogato auch schon genussfertig.

• Der Affogato wird nördlich von Italien auch Eispresso genannt.

Erdbeer-Espresso

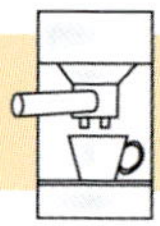

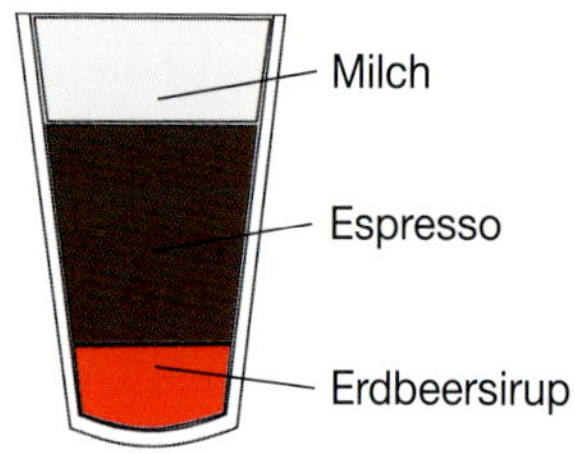

• 100 ml Espresso • 70 ml Milch • 2 EL Erdbeersirup
• 2 EL geriebene weiße Schokolade

• Milch in einem Topf erwärmen, aber keinesfalls bis zum Kochen.

• Weiße Schokolade grob raspeln.

• Erdbeersirup in ein Glas geben, mit den weißen Schokoraspeln bestreuen, darauf den Espresso und abschließend die warme Milch.

Banana Lace

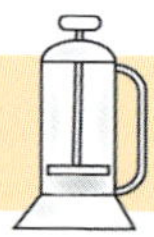

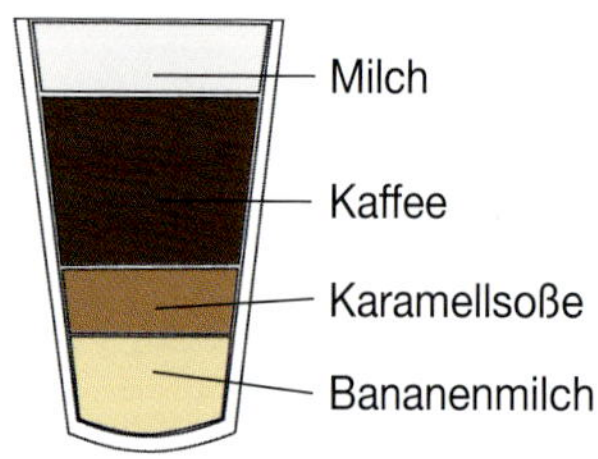

• 100 ml starker Kaffee • 50 ml dicke Bananenmilch
• 20 ml Karamellsoße • 50 ml heiße Milch

• Milch erhitzen, aber nicht kochen.

• Banane mit einer Gabel fein zerdrücken und mit etwas kalter Milch zu einer dicken Bananenmilch verrühren. Ein Stabmixer ist bei dieser Aufgabe sehr hilfreich.

• In ein Glas zuerst die Bananenmilch und darüber die Karamellsoße geben. Mit dem Kaffee (Filter oder French Press) aufgießen und mit der heißen Milch abschließen. Ein dezent süßes und fruchtiges Kaffeeerlebnis mit einer reichen Aroma- und Geschmacksvielfalt!

SCHOKO-MINZ-MOKKA

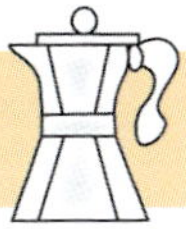

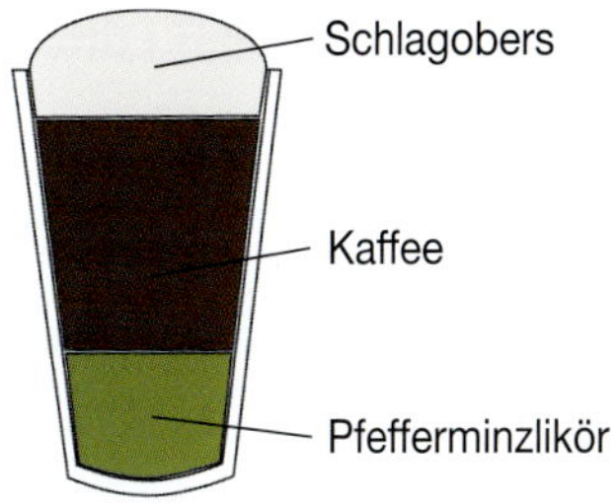

• 50 ml starker Kaffee (am besten aus der Mokkakanne)
• 100 ml Milch • 3 EL frisch gehackte Pfefferminze
• 2 EL Schokoladensoße

• Gehackte Pfefferminze und Milch in einen Topf geben und verrühren. Zum Kochen bringen, sofort nach dem ersten Aufwallen vom Herd nehmen und drei bis vier Minuten ziehen lassen, dann abseihen.

• In ein Glas zuerst die Schokoladensoße geben. So behutsam mit der Minzmilch aufgießen, dass die Schokoladensoße nicht zu sehr aufgewirbelt wird. Schließlich den Mokka darübergießen und genießen.

• Diese Kaffee-Kreation ist zweifellos orientalischen Ursprungs. Ob sie tatsächlich aus den Harems der arabischen Halbinsel stammt, wurde aber bisher nicht bestätigt.

MAZAGRAN

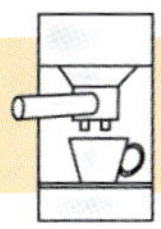

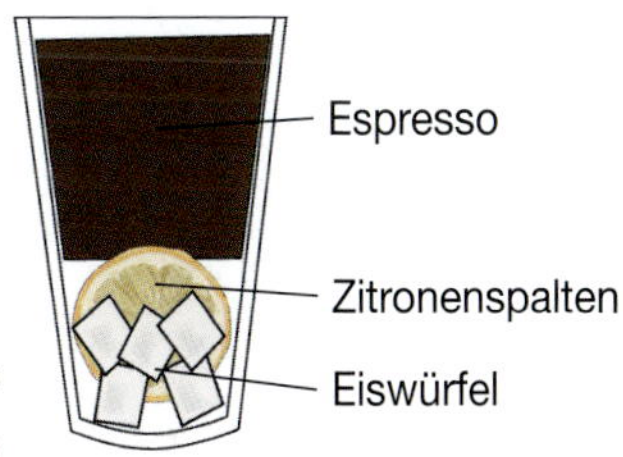

• 50 ml Espresso • 4 Eiswürfel • 2 Spalten einer unbehandelten Zitrone • 1 TL Zucker

• Eiswürfel, Zucker und Zitronenspalten in ein Glas geben. Darüber direkt aus der Maschine den Espresso laufen lassen. Das portugiesische Original gibt es mit und ohne Zitronenspalten.

ESPRESSO FRIZZANTE

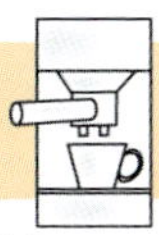

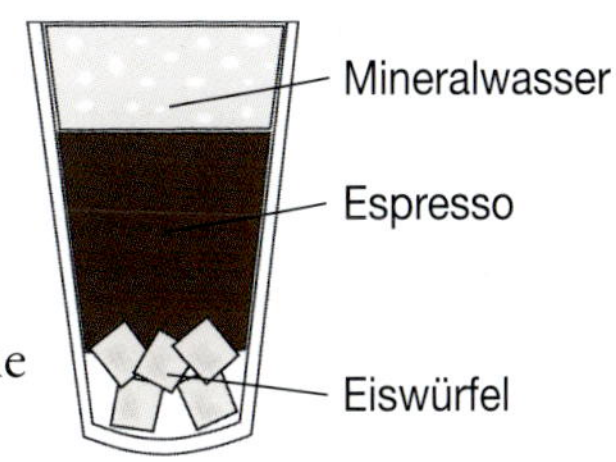

• 50 ml Espresso • 50 ml sprudelndes Mineralwasser
• 5 Eiswürfel

• Das Glas soll eiskalt sein. Man stellt es am besten eine Stunde vor der Zubereitung ins Gefrierfach.

• Eiswürfel in das Glas geben, mit dem frisch gebrühten Espresso übergießen. Vor dem Servieren mit dem sprudelnden Mineralwasser aufgießen. Dabei darauf achten, dass das Ganze nicht überschäumt.

SCHNEEWITTCHEN

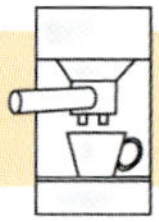

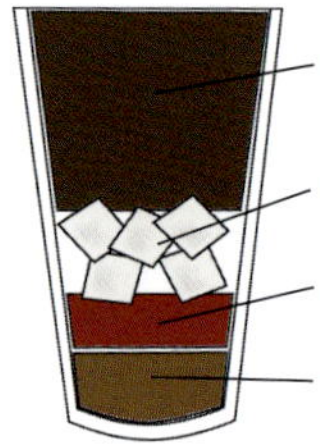

• 50 ml Espresso • 3 EL Schokoladensoße
• 3 EL Erdbeersirup • 5 Eiswürfel

• In ein Glas zuerst die Schokoladensoße geben, darüber den Erdbeersirup und auf diesen die Eiswürfel. Schließlich mit dem frisch gebrühten Espresso aufgießen.

• Dass diese süße Mischung Schneewittchen heißt, hat etwas mit deren märchenhaftem Charakter zu tun: Weiß wie Schnee (die Eiswürfel), rot wie Blut (der Erdbeersirup), schwarz wie Ebenholz (der Espresso).

ESPRESSO COLA

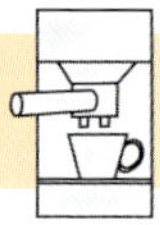

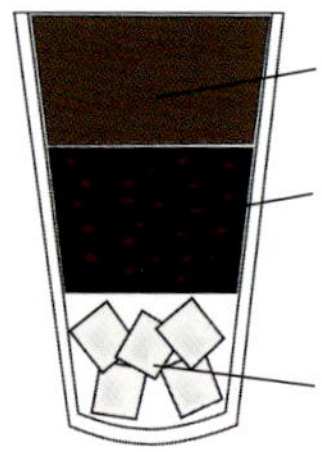

• 50 ml Espresso • 100 ml Cola • 3 Eiswürfel

• In ein Glas die Eiswürfel geben, darüber Cola und schließlich den frisch gebrühten Espresso. Wer eine zusätzliche Geschmacksnote hinzufügen will und nicht mehr Auto fahren muss, kann den Cola-Anteil mit einem Schuss Rum ergänzen.

COFFEE POP

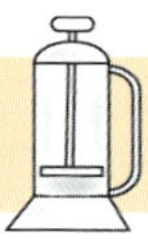

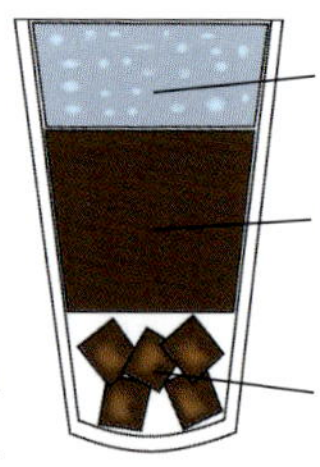

• 100 ml kalter Kaffee • 6 Kaffee-Eiswürfel
• 50 ml Sodawasser

• Zu den Kaffee-Eiswürfeln kommt man, indem man kalten Kaffee in Eiswürfelbehälter gießt und im Tiefkühlfach durchfrieren lässt. Kann man immer brauchen und deshalb auf Vorrat herstellen.

• Kaffee kalt werden lassen und am besten noch eine halbe Stunde in den Kühlschrank stellen.

• Kaffee-Eiswürfel in ein Glas geben, mit dem kalten Kaffee und schließlich dem Sodawasser aufgießen. Übrigens: Wer den Kaffee nicht abkühlen lassen will, kann ihn gleich kalt nach der Immersion-Brew-Methode in der French Press herstellen. Dauert allerdings zwölf Stunden.

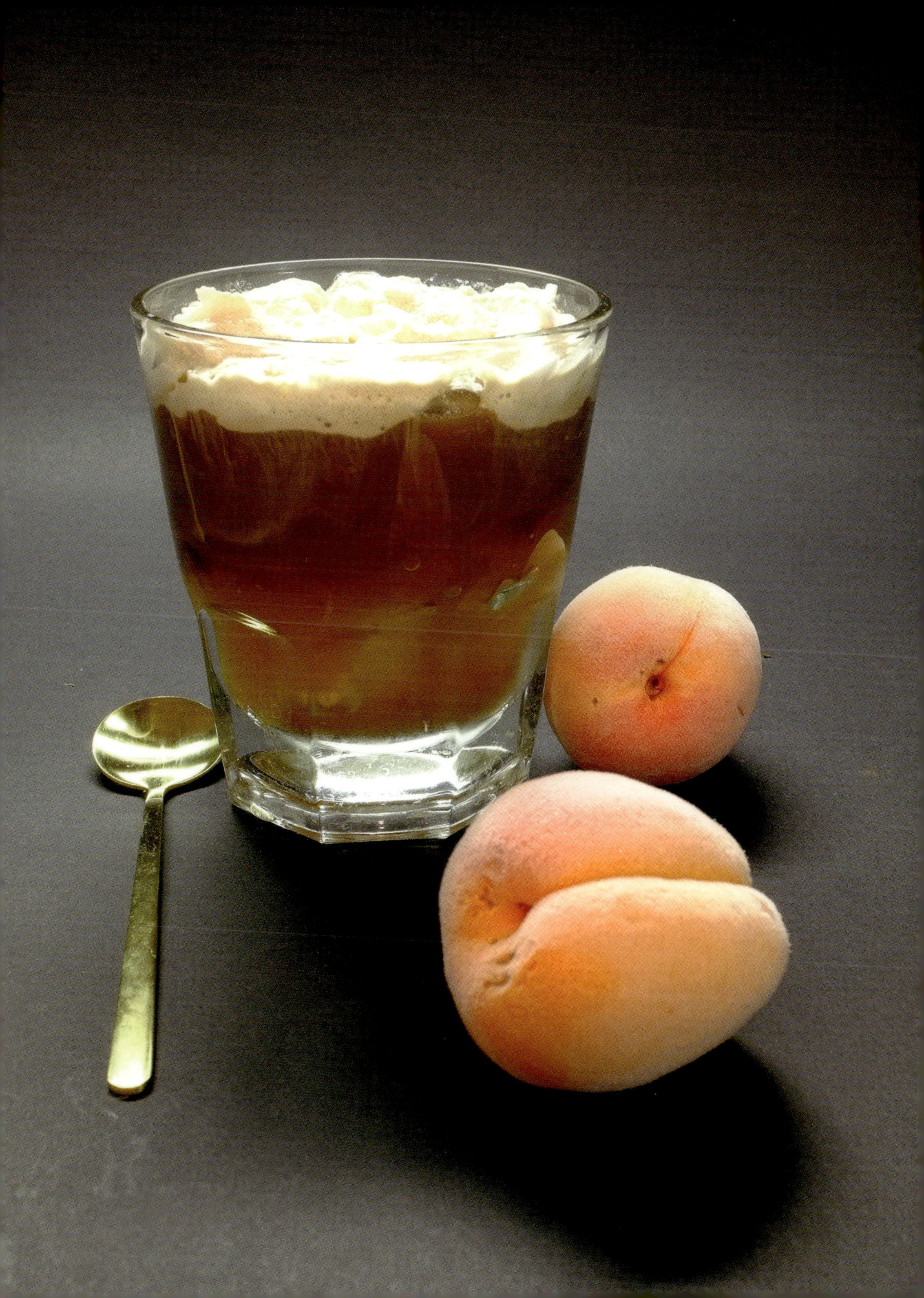

Apricot Pot

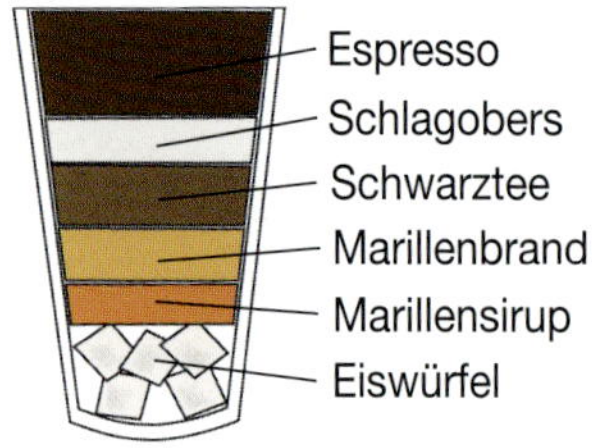

• 50 ml Espresso • 10 g Schwarztee • 100 ml Wasser • 3 EL Marillensirup • 30 ml Marillenbrand (Apricot Brandy) • 4 Eiswürfel • Schlagobers

• Schwarztee mit 100 ml kochendem Wasser übergießen und drei Minuten ziehen lassen, dann abseihen.

• Espresso zubereiten. Eiswürfel in ein Glas geben und mit dem Marillensirup bedecken. Darauf kommt der Marillenbrand und eine gut einen Zentimeter dicke Schicht sehr steif geschlagener Schlagobers. Auf diesen gießt man dann sehr behutsam den mit dem Tee vermischten Espresso.

Eis-Mokka

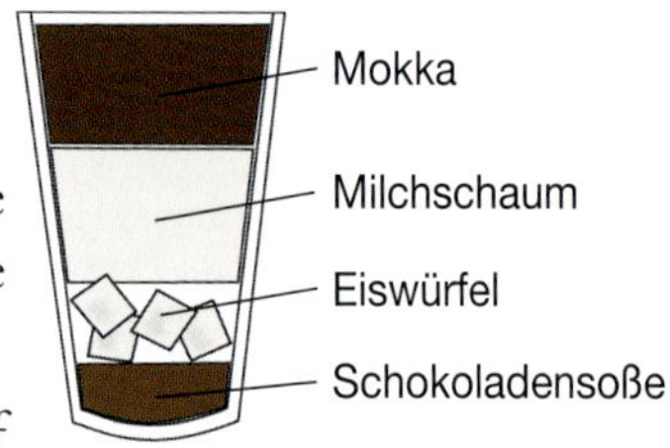

• 50 ml starker Kaffee, am besten aus der Mokkakanne • 100 ml aufgeschäumte Milch • 2 EL Schokoladensoße • 4 Eiswürfel

• In ein Glas die Schokoladensoße geben und darauf die Eiswürfel. Mit aufgeschäumter Milch bedecken und auf diese langsam den Kaffee gießen. Im Sommer eine Abwechslung zum gewohnten Caffè latte.

Cherry Dream

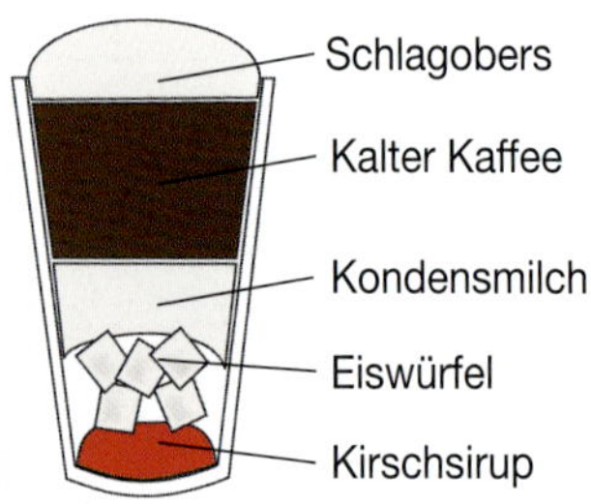

• 100 ml kalter Kaffeeauszug (Immersion Brew in der French Press) • 3 EL Kirschsirup • 2 EL Kondensmilch • 5 Eiswürfel • Schlagobers

• Den kalten Kaffeeauszug in der French Press zubereiten. Dauert zwölf Stunden, also am besten am Vorabend ansetzen.

• In ein Glas den Kirschsirup geben, darauf die Eiswürfel und eine Schicht Kondensmilch. Den kalten Kaffee darübergießen und mit einem Häubchen steif geschlagenem Schlagobers krönen.

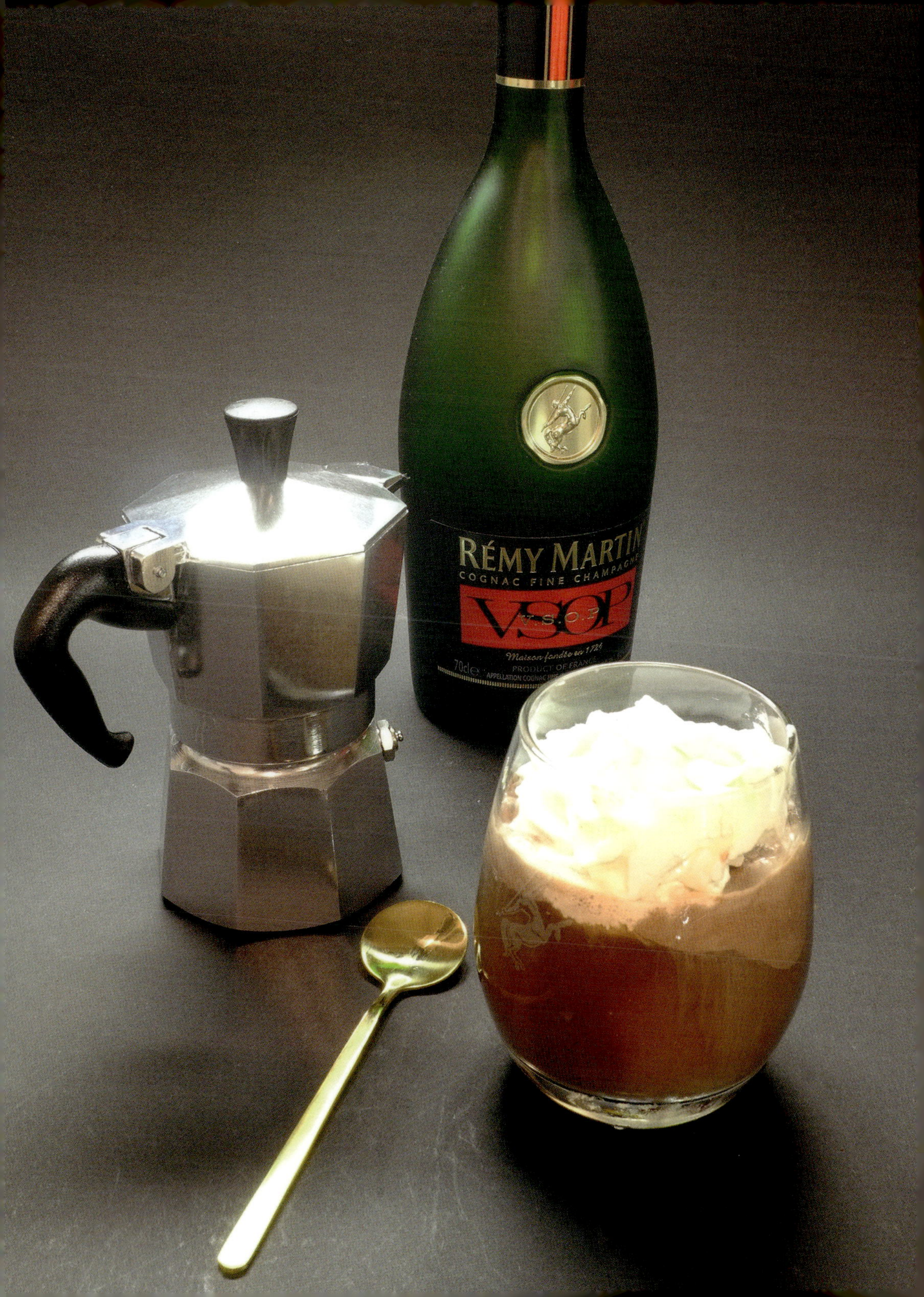
RÉMY MARTIN
COGNAC FINE CHAMPAGNE
VSOP
PRODUCT OF FRANCE

AHORN-LATTE

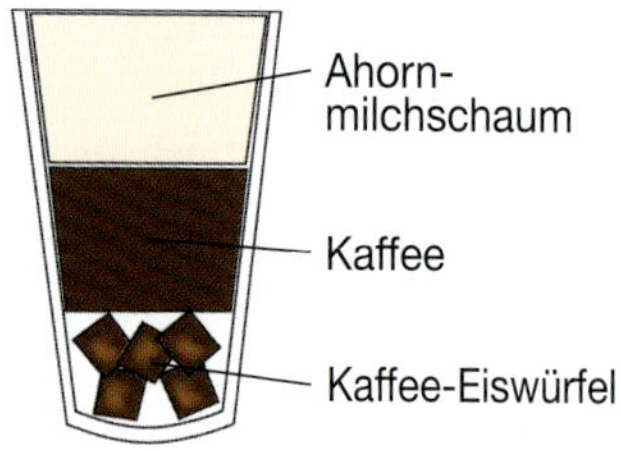

- 100 ml starker Filterkaffee • 100 ml Milch
- 1 EL Ahornsirup • 5 Kaffee-Eiswürfel

• Filterkaffee zubereiten und kalt werden lassen, am besten vor der Zubereitung noch eine Viertelstunde in den Kühlschrank stellen.

• Milch mit Ahornsirup sorgfältig verrühren. Der Sirup muss vollständig in der Milch aufgelöst sein. Falls Sie die Ahornmilch nicht mit der Dampfdüse der Espressomaschine aufschäumen, die Milch vor dem Aufschäumen auf 60 bis 65 Grad erwärmen.

• Kaffee-Eiswürfel – einfach Kaffee im Eiswürfelbehälter im Gefrierfach durchfrieren lassen – in ein Glas geben, mit dem kalten Kaffee und schließlich mit dem Ahornmilchschaum bedecken. Vor dem Servieren mit einigen Tropfen Ahornsirup verzieren. Dieses Rezept stammt – Sie haben es vielleicht schon vermutet – aus Kanada.

MINZ-MOKKA

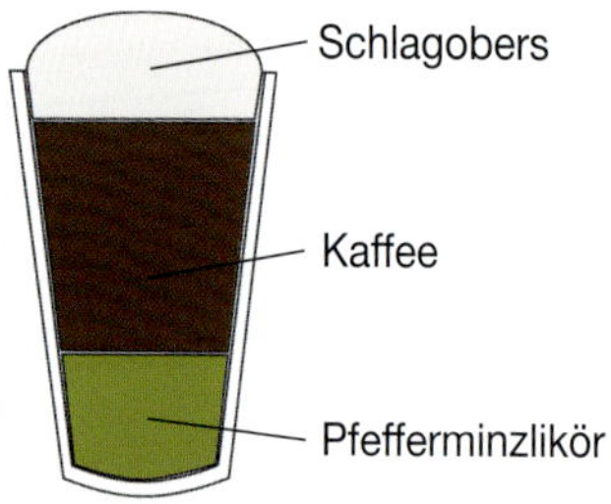

- 50 ml starker Kaffee, am besten aus der Mokkakanne
- 1 TL Vanillezucker • 20 ml Pefferminzlikör (Crème de Menthe) • Schlagobers

• Pefferminzlikör in ein Glas geben, darauf vorsichtig den Kaffee gießen. Die grüne und die schwarze Schicht sollen sich möglichst wenig vermischen. Das Ganze mit einem Häubchen Schlagobers bedecken.

COGNAC CREME

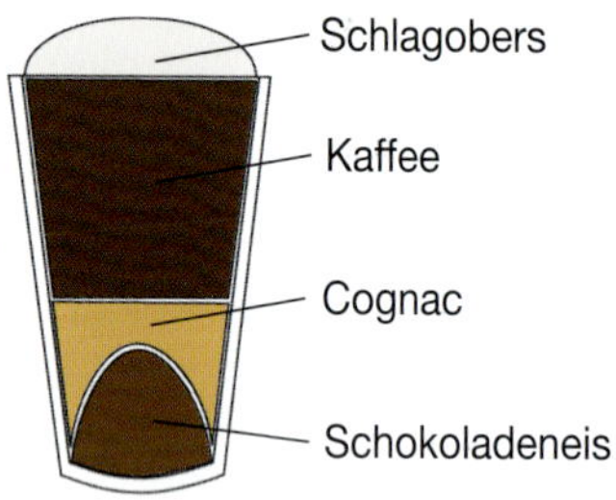

- 50 ml starker Kaffee, am besten aus der Mokkakanne
- 1 Kugel Schokoladeneis • 25 ml Cognac • Schlagobers

• In ein Glas eine Kugel Schokoladeneis geben und den Cognac darübergießen. Mit dem Kaffee aufgießen und mit steif geschlagenem Schlagobers bedecken.

Espresso Chartreuse

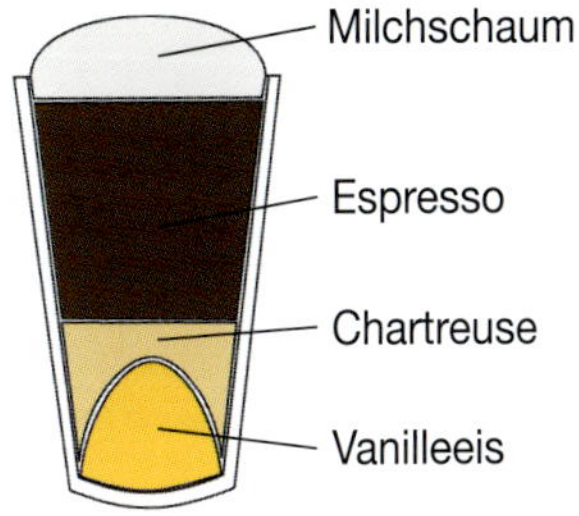

• 50 ml Espresso • 50 ml Milch • 25 ml Chartreuse (oder anderer Kräuterbrand bzw. -likör) • 1 Kugel Vanilleeis

• In einem Glas eine Kugel Vanilleeis mit Chartreuse übergießen, darauf den Espresso. Milch aufschäumen und den Espresso damit bedecken.

• In Verbindung mit dem Vanilleeis entwickelt der Kräuterlikör ein duftig-mildes Aroma, das sich vorzüglich mit dem des Kaffees verträgt.

Bei den folgenden Rezepten kommt der Kaffee nicht in die Tasse oder in ein Glas und dient auch gar nicht als Getränk. Er spielt aber trotzdem eine bedeutende Rolle.

Mokka-Eis

• 300 ml Schlagobers • 4 EL Instant-Kaffeepulver • 1 EL Kakaopulver • 50 ml Wasser • 4 EL Zucker

• Den Schlagobers steif schlagen und dann 4 EL Zucker unterheben.

• Instant-Kaffeepulver und Kakao mit wenig Wasser gut verrühren und vorsichtig unter den Schlagobers mengen. In eine Tiefkühlbox füllen und im Gefrierfach einige Stunden durchfrieren lassen.

Kaffeetopfen Orange

• 250 g Magertopfen • 3 Eier • 5 EL Zucker • 4 EL Instant-Kaffeepulver • 4 EL Orangenlikör (z. B. Grand Marnier) • 2 EL geraspelte Schokolade

• Eier in Dotter und Eiklar trennen. Die Dotter mit dem Zucker verrühren und schaumig schlagen.

• Instant-Kaffeepulver gut im Orangenlikör verrühren und anschließend in den Topfen einrühren. Mit dem Eidotterschaum zu einer Creme vermengen.

• Eiklar zu einem steifen Schnee schlagen und der Creme unterheben. In Dessertgläsern mit geraspelter Schokolade bestreut servieren.

Ei! Wie schmeckt der Kaffee so süß.
Lieblicher als tausend Küsse,
milder als Muskatwein.
Kaffee, Kaffee muss ich haben.
Und wenn jemand mich will laben,
ach, so schenkt Kaffee mir ein!

Johann Sebastian Bach
(1685–1750)

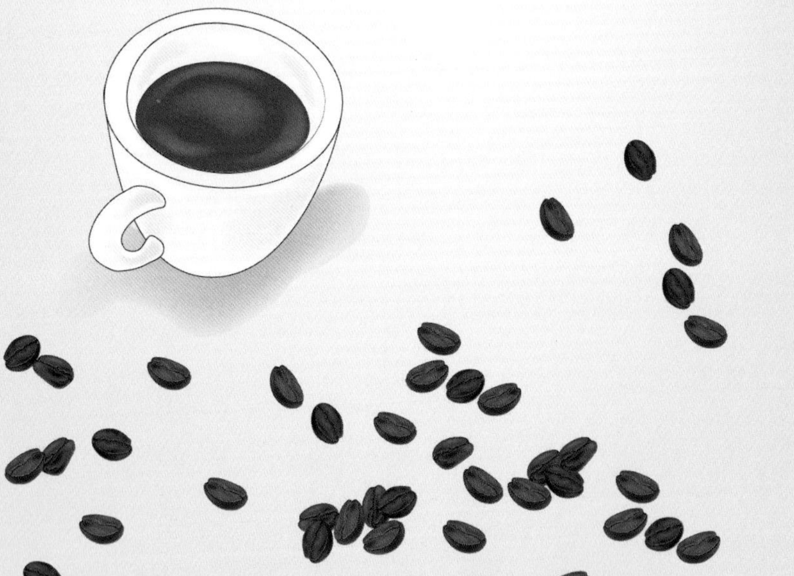